はじめに

「先生は、後悔したことはありますか？」
静かに、ベッドに横たわったあなたは問う。
「後悔……ですか？」
「ええ」

は眠ってしまいそうな、そんな強い眠気と闘いながら、あなたは〝もろも
払うかのように大きく頷《うなず》いた。

生にはないでしょうか？」

からぶら下げた聴診器の先を左手でやわらかく握りしめた。ひんやりとし
から入り、脊髄《せきずい》を通って脳に達する。

ありますよ」

「ええ、後悔するのは……しょっちゅうですよ」

医者であるということで、後悔がないと思うのなら、それは間違いである。理想主義者は、あるいはロマンチストは、期待や希望に裏切られる現実と、それに従ってもたらされる後悔と常に闘わねばならない。

私はそういう意味で、後悔の名人といえた。終末期医療の最前線で、正解がない問いの連続の中、日々「こうしておけば良かった」「ああ言えば良かった」、そのような仕事上の後悔とも無縁ではない。

おのずとゆっくり、顔がほころぶのがわかった。自嘲《じちょう》ではなく、自分が凡夫であるという、悩み多きただの人間の一人であるという、すがすがしい諦念《ていねん》だ。

「私だって、いつも後悔しています」

だめ押しすると、あなたもつられてやや微笑《ほほえ》んだ。

「そうなんですか？」

どことなく安心したようだ。声も落ち着きを取り戻している。

「ええ、そうですとも」

……思えば、今まで何度同じ問いを投げかけられただろうか。

私は緩和ケアという、主にがんの患者さんの心身の苦痛を取り除く仕事をしている医者である。今まで約千人の最期《さいご》を見届けてきた。

とりわけがんの末期は様々な苦痛を伴う。ゆえに、私の仕事の大半は、主に薬を用いて、その増大した苦痛を取り除くことに振り向けられている。

終末期の患者さんをまず苦しめるのは身体的な苦痛である。私はそれを取り除くスペシャリストなのである。

しかし一方で、身体的な苦痛は取り除けても、その人の心の苦痛を取り除くことはなかなか難しい。

心の苦痛を訴える患者さんと出会うと、私も迷い悩むことがよくある。もはや解決できない、あるいはおそらく解決できないであろう問題が患者さんから示されると、私にはどうすることもできないのである。ただただ裸の人間として向き合い、お話を聴かせていただくよりほかはない。そんなとき、表情が曇るのが自分でもわかる。

あなたの余命は、おそらく短い週の単位である。すなわち、あなたが生きられるのは、おそらくあと数週間なのである。

あなたはもはや体が自由にならない。満足に歩けない。日中も寝ている時間が多くなった。終末期によく見られる、体力の低下を睡眠時間を増やすことで補おうとする現象である。つまり、あなたの思考力も以前のようには働かない。

あなたは健康なときにやすやすと解決できた問題が、もう簡単には解決できない。

あなたの後悔が、あなたの人生で解決していない問題に由来しているのであれば、それを取り除くのはもしかすると難しいかもしれず、それを聴いた私も、ともにその後悔の痛みを引き受けることしかできないのかもしれないのである。

ごくっとつばを飲んだ。

しかし、あなたに後悔を持ったまま、亡《な》くなってもらいたくない。

姿勢を正すと、私は問うた。

「あなたの、後悔は何ですか？」

あなたはゆっくりと口を開いた。

「私の後悔は……」


人間は後悔とは不可分の生き物である。

現実問題、私が見届けてきた患者さんたちは、大なり小なり何らかの「やり残したこと」を抱えていた。だから皆、程度の差こそあれ、後悔はしていた。

けれども、その後悔の程度には大きな違いがあった。単純な話だが、明日死ぬかもしれないと思って生きてきた人間は、後悔が少ない。明日死ぬかもしれないと思う人間は、限られた生の時間を精一杯生きようとする人間であり、一日一日に最善を尽くそうとする人間である。一期一会《いちごいちえ》を思う人間である。

また、何百例も症例が集積すると、ひょっとすると皆が抱えている後悔、人生で解き残す問題は、実はそれほど多様性がないのではないかということがわかってきた。要するに、人が後悔する内容は人類皆兄弟、だいたい決まっているのである。

だったら、終末期に皆が必ず後悔すること、それを前もって紹介し、元気なうちからやっておけばよいのではないか、そのような思いから生まれたのがこの本である。やり残したことを作らないために、健康なうちからやるべきことを全《すべ》てやってしまおう！　そういう試みである。

実際、いまわの際《きわ》に「先生、私はもう思い残すことはないですよ」、そう胸を張った数少ない患者さんたちは、世間一般よりずっと早くから、後悔を残さないように「準備」をしてきたように思えた。彼らの生き方は、いつ死んでも後悔が少ないような、問題を後に残さない生き方である。

確かに、終末期になってからよりも、病気になる前の体が完調なうちから、様々なことを成し遂げ、あるいは成し終えておくのが一番良いのは論をまたないだろう。

終末期の患者さんが、かつて後悔していた、その事例を取り上げて検討を加え、私は代表的な悩み二十五をここに紹介することにした。

ぜひこれらを早めに遂行し、何とかしておいて欲しい。そうすれば、後悔が少ない一生が用意されるだろう。

目次

第四章　人間編

第五章　宗教・哲学編

第六章　最終編

死ぬときに後悔すること25

第一章　健康・医療編

1　健康を大切にしなかったこと

健康情報を鵜呑《うの》みにしない

「一番大切なのは体です。それが良くわかりました」

私の叔父がかつて末期のがんに冒されたとき、そのように言っていたことを、私はずっと忘れられない。

何をするにも、健康は大切である。一番であるかどうかは、議論が必要なところであろうが、健康でなければ、あらゆる人生の挑戦が不可能になってしまう。挑戦をモットーとしてきた叔父にとっては、辛《つら》かっただろうと思われる。実際に経験した者が、切実な思いを持って語ってくれた言葉として、皆さんにもぜひ紹介したい。

さて、こうやって話すと、「私だって健康に気を遣《つか》っている」という人も少なくないのではないか。健康に対しては一家言持っている人が、結構いるのではないかと思うのだ。健康おたくと表現できるほどに、健康情報に詳しい人も稀《まれ》ではない。

健康に意識して取り組んでいるというのは、素晴らしいことだ。けれども注意してもらいたいことは、やはり「統計的」なことも意識したほうが良いということだ。「体験者は語る」的な一例報告で宣伝される健康食品などは、実は証拠としてはあまり強くない。確率がはっきり明示されていないからだ。しかしカラフルな広告や、扇情的なキャッチコピーなどが訴えてくる見せかけの説得力が、「きちんとした食生活を送るだけでも十分健康は保てる」との正論をかき消してしまう。

世間で声を大にして言われている健康情報が、実は正しくないということも十分ありうるのである。何事も吟味してかかる態度が求められている。

その好例がメタボである。最近はやや下火になってきたかもしれないが、ほんの少し前まで、情報戦略によって「メタボ、メタボ」と盛んにはやされ、メタボを解消することが健康への道であるかのように喧伝《けんでん》されていた。

けれども、例のメタボの基準を満たしている人が、はたして本当にメタボという病気の状態であって「健康でない」のかというと、実は様々な議論がある。

それに、メタボが原因で引き起こされるかもしれない心血管系疾患は、この二十一世紀の日本において最大死因ではないのである。

毎年百十万人に近い死者は、メタボで亡《な》くなっているのだろうか？

このような統計的にとらえるセンスというのは重要である。何事も数字でみなければ本質には届かない。

「体験談」のからくり

例えば、効果が疑わしい健康食品や医療（何とかワクチンというようなもの）が、一部の業者や医療者らによって提供され続けている。先に述べたように、彼らは成功例と称し、「これで病が治った！」と数例を挙げて、まるでこの治療をすれば病気が治るかのように広告を行っていることが稀ではない。いや、多くがそうである。

残念ながら一の価値のものを一で売っては成立しないのが世の中である。実際の価値以上の値付けを行うことによって利益を得る。それを消費者に喜んで買ってもらうためには購買意欲をそそらなければならないし、何より商品が価値あるものと思ってくれるように仕向ける方法が必要となることは、考えれば理解できる。

健康食品や医療の場合、そのてっとり早い方法が、「体験談」だ。「これでがんが治った！」と書かれていれば、つい見てしまうのが人情なのではないか。もちろん実際にそのような状況にある人からすれば、もっとそうであろう。

終末期のがんの治療は、「苦痛を取り除いて、良い時間が過ごせることにあてられるべきだ」といくら私が説いても、「がんが治る！」の甘美な言葉にはなかなか勝てない。実際、死の床においても、あまり効果がない健康食品や医療を緩和医療とともに受け続けている人が多いのだ。

誰も簡単に健康や生命を手放したくはない。これは当然だ。しかし問題は、その純粋な患者や家族の気持ちを利用して儲《もう》けようとする人間がいるという事実である。それは必要悪なのかもしれないが、ときにそれらで健康被害まで生じることを考えると、簡単に見過ごしてよい問題とも一概には言いきれない。

さて、それらの「体験談」が掲載されている食品や医療は、本当に科学的なのだろうか。つまり、その成功例は何万とやったうちの一例ではなかったか。あるいは、それは本当に薬物のおかげで良くなったのか。その病気は自然に良くなるようなものではなかったのか、そこを十分検証する必要がある。

さらに、何％の患者さんに効果があったのかがきちんと示されているか、あるいはその体験談に載っている病気はそもそも進行性の悪性疾患だったのか、そこを消費者もしっかり批判的に読まなくてはいけない。「がん」と書いてあるからといって、その人の病気が本当にがんだったのかどうかは、根拠が明示されていなければ到底信じられるようなものではないのである。

職業柄私は、「肺がんと診断され……」などという書き出しから「体験談」が始まると、その肺がんはどこの病院の医者に、どういう診断方法をもって診断されたのか、そのような疑問を抱かずにはいられないのである。がんではないまったくの良性のものをがんと診断されれば、当然それで死ぬことはないだろう。進行することはなく、自然に消えたりもするだろう。

そのような「ニセがん」があるのかと問われれば、いろいろな医者がおり、またいろいろな患者さんやご家族がいる。実はそんなに珍しいことではない。

「がんの可能性は極めて低いが、まったく否定はできないので経過観察を要する」という医者の言葉が、伝言ゲームの中で「がんと確定診断され……」となることだってある。人の伝達力や記憶力は、必ずしも全幅の信頼をおけるものではない。いや、極めてあやふやなものなのだ。さらにそこに恣《し》意的に情報をねじまげようとする人まで介在してくるのだから、これはもう推《お》して知るべしである。

残念ながら、人の判断力などというものは、簡単に歪《ゆが》められてしまうもので、優れた冷静さや洞察力がなければ、気付かずに誰かの意思に誘導され、思うがままにされてしまう危険性がある。これを避けるには、人間誰もがもっと賢くならなければいけないが、それにはあと数百年はかかるだろう。

これで理解できるように、ある食品や怪しい医療で「がんが治った話」を純粋に聞いていると、簡単に騙《だま》される。世の中そんな甘い話はないのだ。

そのような治療で本当にがんが治るのなら、「間違いなく皆やっている」だろう。真実が隠ぺいされているのだとか、西洋医学絶対主義のために気付けないだけとか、そのような主張を行う人もいるが、ミステリーの読みすぎである。

最後に、これらのニセ治療は、一見科学的な外貌《がいぼう》を装《よそお》って示されることもあるので注意されたい。データも疑ってみてみないといけない。……こうやって書いてくると、世の中何を信じて良いのかわからなくなってしまうのだが。

「がん」は増えているのか

死因の話に戻るが、現在もっとも多い死因はずばり「がん」であり、死者数は三十五万人超である。死因の第二位が「心疾患」（これはメタボが原因となることもあるが）の十九万人余だから、実にダブルスコアに近い。ここからも「メタボに気を遣っていれば、健康な生活を送れる」のは疑わしいとわかる。

現在、三人に一人ががんで亡くなり、がんになる人はもっと多く、二人に一人とさえ言われる。あなたと私で話しているとして、いつかはどちらかが、がんになるとも言われる。つまり夫婦でいれば片方ががんになる可能性があり、また子供一人の核家族であれば、父母子供のうち一人は（現在の確率で言えば）がんで亡くなる可能性があるというのである。

実際には死亡者の死因分析を、今の生存者にまったく同じようにあてはめることができない。国立がん研究センターの「がん情報サービス」によると二〇一一年のデータで、生涯でがんによって死亡する確率は男性二六％、女性一六％、一方生涯でがんにかかる確率は男性五八％、女性四三％となっている。一部の人が、現代の食生活や環境によって「がん死が増えている」などと単純に論じているのは早計であると思われる。

がんの真犯人捜しは継続的に行われているが、現在、多くのがんにおいてまだ決定的なものは見つかっていない。確かに、血液のがんなどの一部は、原因となる遺伝子が特定されているものもある。ただし多くのがんにおいては、こういう生活習慣があったからがんになった、あるいはストレスがあったからがんになったというように、一対一対応で言えるほどではないだろう。

つまり、がんの原因は複数ある可能性もあり、例えば食品添加物が原因だとか、大気汚染が原因だとか、一つに決めつけることはできないのである。

さらに、がんが細胞分裂の際にできてしまった不良品だと考えるならば、細胞分裂の総回数が多いほど、その不良品ができる可能性が高くなるのは当たり前であるから、やはり加齢も一つの大きな原因だと思われる。

つまり現代の外的要因ががんを「増やしている」というよりは、単純に西洋医学や公衆衛生の向上が感染症などかつての死因を激減させたため、結果として人は長生きとなり、細胞分裂の総回数を増やすこととなったがゆえに、「エラー」であるがんが生まれる確率を増やした、そのためにがんの患者さんが一見「増えているように見える」というのが本当なのではあるまいか。

がんの発生が多くなる年齢、五十代や六十代まで容易に生きられるようになったため、がんが増えているように見える、そういった部分も大きいだろう。発展途上国を見れば、まだまだがんを死因とする国が少ないことは容易に観察される。結局、衛生環境や栄養状態の改善で感染症の抑制等が進んだため、「がん」あるいは「メタボ系疾患」で亡くなることが増えているのが、先進国の実情と言えそうだ。

早期発見こそ最良のがん対策法

では、どうやったらがんを予防できるのだろうか。

それには諸説あるので他の本に任せるが、とにかくこれをしていれば百%がんを予防できるというような確実なものは存在しない。これははっきり言っておきたい。

私としては、がんになる可能性があまねく誰にでもあることを前提として、とにかく手術で根治できる段階で、つまり早期のうちにがんを発見し、その芽を摘むのが一番なのではないかと思っている。なお、私は消化器内科医時代に早期がんが進行がんとなった事例を何例も見ており、早期がんは全《すべ》て進行しないという論は間違いなので皆さんには注意してもらいたい。

早期発見、これが二〇一三年現在、私がもっともすすめるがん対策法である。

早期発見といえば、やはりがん検診である。このように言うと、多くの方が、「いや、私は会社の健診をやっているから」と、その必要はないとおっしゃることも少なくない。

ただし、会社等で行われる健康診断は、がんの早期発見には無力である。どうしてかと言うと、あれはメタボ、つまり生活習慣病などの発見には適しているかもしれないが、がんの早期発見には向いていないからだ。

なぜなら、血液検査などでは早期のがんはほぼわからないと言って良いのである。

それなので、私としては年に一回の「ちゃんとしたがん検診」の受診をおすすめしたい。

　現在自治体によって行われているがん検診として四十歳以上男女の毎年の胃がん、大腸がん、肺がん検診、四十歳以上女性の二年に一回の乳がん検診、二十歳以上女性の二年に一回の子宮頸《けい》がん検診がある。厚生労働省の研究班によるがん検診ガイドラインでは科学的根拠に基づくがん検診として、その中で大腸がん、子宮頸がん、肺がん、胃がんが推奨されている。大腸がん検診、子宮頸がん検診は推奨されている検診による被ばくもなく、益が大きいと考えられている一方、乳がん検診には様々な議論があり、また胃がん検診に関しても推奨が胃X線検査なので副作用の点でより検討が必要という意見や胃内視鏡検査が好適なのではないかという意見がある。

正しく検診を利用する

　なお自治体のがん検診は概《おおむ》ね無料か安価である。ところが「がん情報サービス」によると男性の胃がん検診受診率が三六・六％の他は大腸がん検診・肺がん検診がともに三〇％以下、女性は乳がん検診の受診率が三〇・六％である他は全て二〇％台という結果である。がん検診は利益と不利益等を検討されたうえで行われているものであり、この結果は少々残念であると言えるだろう。「がん情報サービス」は一般の方向けにオンラインでこれらの情報を提供しており、皆さんも一度ご覧になっておくと良いだろう。

また費用対効果及び利益・不利益を厳密に考えると様々な意見があるだろうが、「検査をして早期発見をしておけばこのようにならなかったかなあ……」と考えてしまうと思うような人は、きちんと自腹で人間ドックを受けておくのも良いのではないかと思う。「もう少し早く検査をしておけば……」と後になって悔やんでも、もうどうしようもないからだ。ただしCTやPETなど被ばくを伴う検査はきちんと情報を収集し、メリットとデメリットを勘案して考えるべきだろう。

がんは症状が出てからでは遅いと言われるように、症状が出現して発見されるがんは進行がんであることが多く、結果として根治的治療の時期を逸してしまっていることもある。よって、まったくの無症状のうち、つまり健康だと自分が確信している時期から、きちんと考えたうえで検診を行っておくのが大事なのである。

検診は受けず、結果として進行がんになって初めてがんが見つかり、そこから抗がん剤などの治療を受ける。しかし、抗がん剤治療にはお金がかかるうえに、根治的治療でないことが大半である。結局治らず、数年後、死に至ってしまう、これは残念なことである。

「先生、もう少し早く検査をしておけば良かった……」

そのように言って苦しそうな表情を見せる患者さんは、実は今まで少なくなかった。また、はっきり言わずとも、内心それを後悔していた人は多いと思われる。

もちろん検査をしていたとしても、百％早期発見できたかどうかは定かではない。一方で検査をしておけば、早期発見できた可能性もあるのである。それゆえ、みな煩《はん》悶《もん》するのだと思う。

健康なうちから健康を大切にする

ゆえに、私からの最初の提案は、健康なうちから健康を大切にすること。しかしこれは世間一般で考えられているようなサプリの摂取だとか、メタボの回避とかではなくて、「がん検診を推奨されている時期で受けること」。これが大切であり、しておくべきことだ。病気を早期発見し、それを是正しようとすることが、「健康を大切にすること」だと私は思う。

現代の日本人は健康の要求水準が高く、常に心身ともに絶好調であることをもって健康とみなしがちであるが、それはさすがに無謀であると思う。実際、体の些《さ》細《さい》な不調まで不健康と思ってしまっては「気にしすぎて」体に毒なのだが、残念ながらそういう人も少なくない。

そこまであらさがしをするのではなく、明らかに病気であるという状態であるか否《いな》かを最低限判定し、もし病気と呼ぶ程度の状態であるのなら早期に治しましょう、ということである。最高の健康を希求するのではなく、死なないレベルの健康は何とか確保しましょうと、そういうことである（サプリに走るのは前者で、検診を受けるのは後者と言えよう）。

病気を完全に予防する確実な手段がないため、病気になってしまうことは前提で、それを早期発見することに重きを置くということでもある。

検査をやらなかったために早期発見なら治った病気が、発見されたときには手おくれだったら、きっと後悔することになるだろう。また適切な間隔で検査を行うことで、健康への意識が高まるという副次的効果も無視できないメリットであると思われる。

何にせよ、体を失っては始まらない。健康は「最低限」大切にしておくべきだ。

2　たばこを止《や》めなかったこと

喫煙についての一医師としての意見

たばこは発がんの原因となる。

日本の研究では全がん死のうち男性は四〇%、女性は五%が喫煙が原因とされている。

もちろんそればかりではなく、心血管系の病気や、肺疾患の原因ともなる毒性が少なくない嗜好品《しこうひん》である。

私はたばこを吸うのは、第一に、縮めなくてもよいはずの寿命を縮めてしまう可能性があるという点で、第二に、本来なくても生きていけたはずなのに、たばこに馴染《なじ》むことでそれがないと人生がつまらないとさえ思ってしまうという点で、本人にとっても良いことではないと思う。

ただし、これは本人の自己決定権の問題だろう。私は世の中の事柄はバランスをもって判断すべきものと思っているので、喫煙に関しては推奨しないが、絶対反対でもない。

むしろ、たばこは健康に関してトータルで見ると悪なのがはっきりしているのに、その生産・販売を止めない社会というものに、様々な思いを抱く。銃による凶悪犯罪が多いにもかかわらず、利害関係から、銃を一般人から取り上げないアメリカのような社会もある（しかも銃の保持にあれこれ理屈をつけて正当化する）くらいだから、別に驚くほどのことはないのかもしれないが。

私が苦手なのは、「たばこ税を納入している俺たちは善だ」という主張と、胎内に子供がいるにもかかわらず喫煙を止めようとしない妊婦だ。

前者について言えば、結局、税をはるかに上回るたばこ関連での健康障害でもたらされる金銭的不利益が存在するのに、それを押しのけてまで自分たちの正当性を主張などできないはずだと思う。また後者については、子供は親の従属物ではないのだから、親は産まれてくる子の健康をしっかり考えてあげるべきなのではないかと思っている。

一方で、他人に迷惑をかけることなく、あれこれと自己正当化をせずに吸うのなら、私は仕方ないと思っている。「絶対良い」とか「絶対だめ」とかいう主張は個人的には苦手である。それはいかにも寛容性がなく、ときに危険な方向へ傾きがちな意見だ。もちろん医者の義務としてあらゆる人に禁煙を勧奨すべきなのは理解しているし、実際そうしているつもりではあるが。

がんばかりではない喫煙のリスク

さて、やはり当然というか、死の間際になって、喫煙者に後悔する人がいるのも事実なのである。

いわく、「たばこを止めておけばよかった」と。

たばこはひとえにがんの原因となるばかりではない。慢性閉塞《へいそく》性肺疾患と言われる一群の呼吸器疾患、たとえば肺気腫《はいきしゅ》の主要な原因となるのも喫煙なのである（注…すべての肺気腫の原因が喫煙というわけではない）。

肺気腫になるかならないか、これは喫煙量ももちろん関係しているが、そればかりではない。いくら多飲多食をしようが糖尿病にならない人は一生ならないのと同様に、喫煙をいくらしようが肺気腫にならない人は生涯ならない。

しかし中には、肺気腫になりやすい人もいる。そのような人は長年喫煙していれば、いつか肺は冒され、肺気腫になるだろう。

この肺気腫は決して楽ではない病気だ。いや、むしろかなり辛《つら》い病気の一つと言えるだろう。

息が苦しいというのは、本当に辛いことである。窒息するのではないかと思うような呼吸困難は、心にも不安と恐怖を植え付ける。また、肺の障害が進めば、携帯の酸素ボンベを持ち歩かなければならなくなることもある。

とにかく喫煙を長年することで、このような辛い呼吸器の病気が起こる可能性があるのだ。若いうちは病気にならないからと甘くみて、いつの間にか依存性を形成して止めることができずに吸い続けていると、年老いたときに辛い目にあうかもしれないのである。

この「すぐにはどうにもならない」特性ゆえに、たばこのパッケージにいくら（やりすぎかと思うくらい）がんや心疾患・呼吸器疾患への影響云々《うんぬん》が書いてあっても実感がわかない。しかし、気が付いたときには遅い、そういうパターンだ。

「吸わなければ良かった」と後悔する前に

そしてまた、喫煙は当然がんのリスクをも増大させる。肺がん、食道がん、咽頭《いんとう》がんなど、軒並みリスクは増大する。

つまり喫煙をすることで、がんにならなくて済んだのが、がんになって、ときにはそれによって死んでしまうかもしれないのである。

これをどう考えるかだ。

それでも良いからどうしてもたばこを吸いたかったし、それで死んだり苦しんだりしても文句がないのなら仕方がない（けれども本来たばこはなくても生きていけるものなのだが……）。

しかし、

「がんになるのなら、たばこは吸わなければ良かった！」

「肺気腫になってこんなに苦しい思いをするなら、喫煙などしなければ良かった」

中にはそう仰《おっしゃ》る方がいた。しかし、そう病気になってから思ったとしても、それはあとの祭りかもしれない。

人間は木石ではないから、やはり多かれ少なかれ、後悔する人が存在する。

「先生、俺はたばこを吸わなければ、死ななくて済んだのかな？」と。

もちろんたばこを吸ったから死病に取りつかれたとは言えまい。たとえ、たばこを吸うことである種のがんになる確率が十倍以上となっても、あなたの病気は全《すべ》てたばこが原因です！　と断言はできまい。私の叔父も非喫煙者にもかかわらず肺がんになった。たばこを吸わなくてもがんになっていたかもしれない（もちろんたばこがその可能性を増やすことは明白だが、原因の全てをそれに帰することはできないだろうということを言っている）。臨床医学の世界に絶対はないからである。

けれども、そのように病気になってから後悔し続けるのならば、いっそ止めておけばよかったのに、そう思うことも少なくない。

人間は弱い生き物でもある。

健康なうちは、

「たばこを吸って病気になっても、これは俺が自分で決めたことだから」

と、大声ではっはっはと笑う。

しかし同じ人間が、たばこのせいでリスクが増大する病気となり、死病となって泣きそうになる。

「先生、たばこを止めておけば良かったのかな……」

厳しいことを言うようだが、後で後悔するのならば、いっそたばこなんてさっさと止めたほうが良いだろう。もちろん人間の弱さは十分知っている。わかっちゃいるけど止められないのも知っている。しかしちゃんと止められて、このような後悔と無縁の人間がいることも事実なのである。

何度も言うが、たばこはもともと吸わなくても生きていけるものなのだ。勝手に中毒になって、勝手に「ないと生きていけない」と思っているにすぎず、勝手に寿命を削らせているかもしれないのである。

こんなばかな話はないと思う。

死の間際に後悔しないため、たばこと心中しても良い人以外は、禁煙することをおすすめする。禁煙すれば、次第に発がん等のリスクも下がるようだ。なお節煙だと、そのリスクはたいして喫煙者と変わりないらしい。

過ぎたるは及ばざるがごとしで、過ぎたる習慣を持っている人は、自分がいざという段になって後悔しないように、「ほどほどに」を心がけておいたほうが良いだろうが、たばこに関してはほどほどがないというのが現実である。

3　生前の意思を示さなかったこと

食い違う患者と家族の意思

健康なうちから、いざというときのことを家族と話し合っておくのは重要なことである。私がそう著書で訴えてから、もう六年が過ぎた。ところが、やはりと言うか、いまだこれを家族と話し合ったことがない人があまりに多い。

世の中では、死ぬ直前まで話ができたり、病室には患者と家族しかいなかったり、あるいは死のちょっと前まで動けたりとか、そういう夢物語のようなドラマがまだまだたくさん放映されているが（もっともそうしないとドラマが成り立たなくなってしまうのだろうが）、あれは事実ではない。

つまり皆さんが亡《な》くなる頃には、話はできず、意識もなく、動けない。

そればかりではなく、家族が遠くに追いやられ、管や機械や、医者や看護師に取り囲まれてしまうかもしれない。

そのような状況下で、あなたは自分の意思を示せるだろうか？

答えは明白である。

明確にノー、なのである。

要するに死期が迫ると、皆さんは「こうして欲しい」とか「ああして欲しい」とか考えるのが難しくなり、またそれを伝えることが様々な理由で困難になるのだ。自分の思いをなかなか伝えられなくなってしまう状態、まるで赤ちゃんの頃のようになってしまうのである。

いや、基本的欲求をまだ伝えられるから、赤ちゃんのほうが良いのかもしれない。家族も、赤ちゃんの考えていることはよく理解しようとしてくれる。

一方で終末期患者の場合は、混乱が生じたり、時間と場所の感覚があいまいになったりすることもしばしばあるため、基本的な欲求が伝えられなくなってしまうことも少なくない。

また、厚生労働省の「終末期医療に関する調査等検討会報告書」によると、患者本人の意思と家族のそれとが必ずしも一致していないことが指摘されている。

自分が痛みを伴う末期状態の患者になった場合に「単なる延命医療はやめるべきである」という回答は、一般人は一般人全体の二一％、医師は医師全体の三四％、看護師は看護師全体の二五％、介護士は介護士全体の二一％だが、自分の患者または家族が末期状態の患者になった場合に「単なる延命医療はやめるべきである」という回答は、一般は全体の一二％、医師一九％、看護師一三％、介護士一一％と、およそ一〇％の差異が存在する。

また同様に、自分が持続的植物状態で治る見込みがないと診断された場合に「単なる延命医療はやめるべきである」という回答は、一般は全体の三三％、医師三九％、看護師三〇％、介護士二九％だが、自分の患者または家族がそのような患者になった場合に「単なる延命医療はやめるべきである」という回答は、一般は全体の一五％、医師一七％、看護師九％、介護士九％であり、およそ二〇％の差異が存在する。

考えてもらえばすぐに理解できることで、自分が亡くなるときは余計なことはして欲しくないのだが、家族が亡くなるのは忍びないのでできるだけ長く生きていて欲しい、人はそのように考えるものであるということだ。

これはある意味必然的に起こる事象と言えそうだが、自分たちの考えを最優先に、ときに絶望的なまでに終末期患者の真意を汲《く》み取らずに、患者が本心では望んでいない治療を医療者と相談・決定して遂行してしまう家族も存在する。

先に言った、赤ちゃんはまだ家族が意図を汲み取ろうとしてくれるので良い、その話とつながる。

良心的代理人に意思表示の代行を依頼する

さて、どうしたら良いのだろうか？

答えは一つしかない。

良心的な代理人（代理人自身の思いより患者の思いを重視して考える）を立てることである。つまり、自分が死ぬ瞬間まで、自分の意思を遂行してもらう責任者、自分に成り代わって意思を表示してくれる代理人を立てることである。

さらに言うなら、自分の意思を紙に記しておくと盤石である。もちろんそれも細かければ言うことはない。こういうシチュエーション（状況）ならこうしてくれという、事前指示書である。もっとも全《すべ》てのシチュエーションを網羅することは難しいし、現実的ではあるまい。

しかし、私の経験上、もっともこの点に注意を払っていた患者さんは二十枚にも及ぶ、ほとんど医学的に見ても欠点のない事前指示書を作り上げていた（しかも毎年更新されていて、補足まで過不足なかった）。

けれども本来、指示書それ自体よりも、それをきっかけとして医療者と患者本人および家族が、最期《さいご》の瞬間まで不断のコミュニケーションを行う（行おうとする）ことのほうが重要なのである。

人の気持ちは変わる。だから二十枚にも及ぶ事前指示書を書いた彼も、少しずつ内容を毎年改めてもいた。

指示書はややもすると、書いた瞬間に過去のものとなってしまうこともある。ゆえに紙に書いたものだけで、自分の意思が正しく医療に反映されると思うのは早計かもしれない（もちろん書いていない場合に比べれば、はるかに意思は反映されるだろうが）。

大切なのは遠慮なく話し合うこと

一番大切なのは、自分が今何を考え、医療者や家族にはどうして欲しいのか、それを遠慮なく話し合おうとすることである。そしてもし己の意識が低下して、判断ができなくなったときに備え、皆さんの選んだ代理人に皆さんの思いやポイント、信念・心情などをしっかり伝えておくことだ。

医療者や代理人、その他の家族に己の気持ちを伝えるときは、遠慮なく、何でも話し合うべきである。周囲の人は遠慮深いので、あなたが語り始めるのをじっと待っているかもしれないのだ。

私は患者さんにどんどん意見を言ってもらいたいタイプなので、質問はするし、ときには患者さんと議論になることもある。けれども、そんな議論が終わると、あら不思議、患者さんが胸のつかえが下りたかのようにすっきりとした表情をしているのだ。

それにしても皆、本当に遠慮深い。

医療者はプロなのだから、患者さんやご家族はどんどん疑問や希望をぶつけて良いのだ。逆にそこにやりがいや熱意を燃やすのが、プロたる医療者なのだ。

ただもちろん決まり事もある。

きちんとした答えが返ってきたら（それだけでも誠意ある医療者だと思われる）、いつまでも否定的感情や疑念を抱き続けないことだ。

とにかく主張するところはし、任せるところは任せる、そのバランスが大切なのだ。そのためには自分が決して譲れないことだけは、絶対に折れるべきではないし、最大限に強調するべきである。

買ったものは返品がきくが、医療行為は一度なされたら取り返しがつかないこともある。そんなときは、悔やんでも悔やみきれないだろう。これはまた、家族にとっても同じことである。患者が亡くなってしまってから、ああしておけば良かった、こうしておけば良かったと、まったくそう思わない人はそれほど多くはあるまいが、けれども後になって悩んでも、もうどうしようもないのである。

そうやって後で悩むくらいなら、たとえ一時的に難しい関係になったとしても、自分の意見や希望ははっきり言うべきだ。

平素から意思疎通《そつう》をしておく

皆、本当に遠慮深い。しかし、言わなければ、話し合わなければ、お互いが考えていることはよくわからないのである。終末期医療の現場に「言わなくてもわかってもらえると思っていたのに」はあまり通用しない。

もし患者と家族の意見が真っ二つに割れて、すり合わせるのが困難だったら、医療者も交えて話をしても良いと思う。第三者を加えて、じっくり共感的に話し合うことだ。

けれども究極的には、死にゆく人が相手の場合は、個人的には家族より本人の考えの方が優先されるのではないかと思う。とはいえ実際は、若くて勢いのある家族に遠慮して、患者本人は黙して語らず、自らの気持ちを押し殺して家族や医療者の言うことに従い、何も言わずに逝《い》ったりする。

もちろん、家族の期待に沿いたいというのも患者の願望の一つであり、それに殉じたと考えられる場合もあろう。しかし、明らかに嫌がっているような医療行為を、家族と医療者だけで話し合って決めてしまって実行するのは、ちょっとひどいのではないかと思うのである。しかもそんな例が少なくない。

そうならないためにも、いざというときのことを平時からじっくり話しておくべきだ。

ただし勘違いしてはいけないが、このようなときはこうしてもらう、その完全なマニュアルを作成することが目的ではない。皆さんの考えを理解した代理人に、いざというときに、もはや意思表示できない自分に成り代わって、ほぼ意思どおりに遂行してもらうためには、普段から代理人に己の信念や心情を伝えておかねばならない。いざというときの話をすることは、優れた代理人の育成のきっかけとなるのである。

もちろん余裕があるなら紙に残すべきだが、私は紙でもフォローしきれない問題が出たときは、結局家族が代理決定する場合が多いことを考え、とにかく家族に己の人生観や死生観、あるいは医療に求めることをしっかり話しておき、いざというときに極めて自分と近い決断を下してくれるようにするほうを推奨したい。

そのような準備がなくても、（構成員の思いを汲み取るのに長《た》けた）盤石な家族は大丈夫だが、一般的にはきちんと生前の意思（リビングウイル）を、家族にだけでも明らかにしておいたほうが良いだろう。

4　治療の意味を見失ってしまったこと

「ただ生きること」が最上の目的なのか

医療は何のために存在するのであろうか。

それは病気を治し、人を健康に戻すためである。

しかし、世の中には残念ながら治らない病気がある。そのときの治療とは何のためにあるのだろうか？

それは治らない病気の進行を可能な限り食い止めるところにある。けれども、当たり前だが、ほぼ百％治らない病気を持つ人が人生の目的の第一とすべきは、病の進行を止めることではないだろう。

当然、病の進行を止めることは、そのような患者さんにとって非常に重要である。しかしそれは不可能なのである。だったら、その気持ちに折り合いをつけて、限られた生をより良く生きる方向へ向かわせなければ、結局時間を浪費してしまうこととなる。

共感してくれる人も多いだろうが、私は「ただ生きること」、それが唯一《ゆいいつ》絶対の、最上のものとは思わない。

もちろん死期が迫れば、多くの人間は「ただ生きていること」、その素晴らしさを悟るようになる。けれども、ただ長生きすること、ただ健康であること、それが人が生きる最高の「目的」とは思わない。長生きや健康は、自分の夢や希望をかなえる「手段」であると思うのである。

誰しも死にたくない。若ければなおさらのことである。しかし、治らない病気の進行を食い止める治療の難しさは、ときとしてその厳しさから、いつの間にか、残された人生の大部分を治療が占めるようになってしまうところであろう。

特にがんの終末期の場合などは、ある程度以上病状が進むと、むしろ抗がん剤治療自体が命を縮めることになりかねない。

それればかりか、中心静脈や胃ろうからの豊富な栄養補給、終末期患者には必要以上の（健康人での標準量と考えられる）輸液、潜在的に出血があるような患者への輸血など、一見すると（健康人には）まったく害悪になると思われないような処置まで、患者さんの命を縮める可能性がある。

抗がん剤で完全治癒しない進行したがんの場合、治療の目的は、できるだけ長く生きられるようにすると同時に、病気による苦痛や抗がん剤の副作用に苦しむことが可能な限りないようにすることである。

治らないのならば、できるだけ良い時間を過ごせるようにすることが本人にとって一番大切なことであり、その時間を確保することが治療の真の目的となるはずだと、よく考えれば理解できるはずだ。

ところが残念なことに、一分一秒長く生きることに、一部の人は引きつけられてしまう。

その気持ちは理解できなくはないが、その真摯《しんし》な思いゆえにこそ、自分の命を縮め、本当の治療の目的たる家族や親しい人と過ごす時間が、あるいは自分がしたいと願うことをする時間が、奪われてしまっていることに気が付くべきだ。

私が知っているある患者さんは外来でこう言った。私が、「そろそろしたいことをするときだと思います」と言ったときのことだ。

彼は末期の胃がん。余命は三か月程度と推測された。

彼は穏やかに笑った。

「先生、もう二周目です」

いぶかしげな顔をする私を見て、彼はおかしそうだった。

「ははは、ごめんなさい、先生。実はもうしたいことは全部やって一巡して、二周目に入ってるんですよ」

「あっ、二周り目ってことですか？」

目を丸くして驚く私に彼は頷《うなず》いた。

「そうです。もう根治しないと言われたときから、治療の合間をぬって旅行に行ったり、墓参りをしたり、遠方の家族に会いに行ったり、全《すべ》てを成し遂げてきました」

穏やかな表情だった。彼は治療が、まさにその時間を確保するためのものだと知っていた。家族が彼とともに過ごす時間が多く取れたおかげで、彼の家族の苦しみも、もちろん彼の後悔も少なかったことは言うまでもない。

最近では、死の数日前まで抗がん剤治療をしていた等の症例も少なくないが、その場合の患者や家族の苦悩とは雲泥《うんでい》の差である。

最後の時間を有意義に過ごすために

医療は何のためにあるのか。もちろん病を治し、健康な生活を送れるようにするのは医療の役目である。とはいえ、究極の目的は、やはり健康に立脚した良き人生を送ってもらうことにあると思う。その治療が人を笑顔にするものでなければ、それはまやかしの医療だと思う。

豊かな人生を送ってもらう手助けをするのが医療の役目であると思うのだ。残念ながら一分一秒長く生きてもらう治療と、生活の質を確保したまま最期《さいご》を迎えてもらう治療は併存できないことも多くある。それが医療の一つの限界である。ゆえに、延命的治療に終始すると、生活の質が著しく損なわれることもある。けれども、ここは強調しておきたいのだが、その線引きを素人《しろうと》がするのは危険である。必ず複数の専門家の意見を聞くべきである。

というのは、最近の医療不信が引き起こした一つの現象として、延命治療とは考えにくい治療まで延命的あるいは無効な治療と即断して、緩和的治療までも（そのメリットを考えることなく）拒否したり、逆に体に害になるような治療さえも自分にとって最良であると強弁して憚《はばか》らなかったりする一部の患者さんやご家族の出現がある。

自分たちだけで、専門家の意見を聞かずに病状を判断するのは誤りのもとである。良心的で秀《ひい》でた専門家の意見をもとに、治療するべきときは治療し、止《や》めた方が良いときは止める。それが患者や家族にもっとも良い時間（の量と質）を提供するのは間違いないだろう。一方で、患者や家族だけで治療の適否を勝手に判断すれば、本当に望んでいる結果と違う方向へ行ってしまい後悔することにもなりかねない。

十分に良心的な専門家の意見を聞いた上で、家族で話し合って治療を考えることができれば、延命に終始することなく、治療の真の意味、つまり最後の自己実現をする機会を得ることや、家族や親しい人と最後の重要な時間をともに過ごすことが可能となり、後悔は少ないであろう。

治療を続けていたら、いつの間にか死期が迫っていた、このような後悔を訴える人は少なくないのである。延命治療を断ち切ったときに、本当の希望がパンドラの箱のように残っていることを知るべきだ。

第二章　心理編

5　自分のやりたいことをやらなかったこと

自分の気持ちに嘘《うそ》をつかない

人の一生は、実にあっという間のものである。

とは言っても、私が実際に終局の立場に立ったわけではないので、この慨嘆《がいたん》を完全に理解することはできないが、これは等しく皆が言い残した言葉である。

いわく、「人生はあっという間であった」と。

するとやはり、それまでしたいことができていたか、その実現度に後悔の量は反比例するであろう。

もちろん人生の喜びは人それぞれであり、生涯忍従の生活を貫いた人もいれば、放《ほう》埒《らっ》な一生に終始した人もいるだろう。そしてそれぞれに楽しみと味わいがある。人によっては、耐え忍ぶ人生のほうが、何でも思いのままになる人生より楽しかったというのだから、これは不思議だ。

とはいえ、ここもやはりバランスが肝要だと思われるが、やはり無理に無理を重ね、言いたいことも言わず、やりたいこともやらず、ひたすら他者のための人生というのもなかなか辛《つら》いのではないかと思われる。

日本人はうつによる自殺が多いことからもわかるように、ひたすら我慢に我慢を重ねる民族的性質がある。私も真面目《まじめ》なのは日本人的だが（？）、言いたいことは割に遠慮せず言うタイプである。それゆえにどれだけ面倒なことを抱え込んだかと思う。しかしおかげさまで、耐えすぎることによるストレスは少なくなる。自分の心のケアもプロの仕事のうちである。

余談だが、上司だって間違えることはある。そしてそれを正すのは、部下の役目である。そこで上司が腹を立てて怒るようなら、その程度の器量なのである。

生活がかかっているために、そんなにはっきり言えないよという人も多いだろうし、だから私は家族にとっては良い人間ではないのかもしれないが、自分を偽って我慢を重ねることは、もっとも健康にとって良くないのではないかと思うのである。

いまわの際《きわ》に後悔しないために

おそらく日本人は真面目すぎる。もう少し肩の力を抜かないと息が詰まる。そしてもう少し自由に生きると良いと思う。見えない鎖に縛られすぎている。

そういう目で社会を見ると、憎まれっ子世に憚《はばか》るではないが、いわゆる「いいひと」は早死にし、非常に微妙な方が長生きをしているということはあると思う。私は「いいひと」にももっと長生きしてもらいたい（そうでないと悲しい）。

我慢し続けて良いことなどこれっぽっちもないと思う。

自分勝手の自由ではなく、自らよって立ち、何ものにも束縛されない真の自由に生きる人間は本当に強い。心の部屋に清涼な風が吹き込むように、窓をいっぱいに開けて己がしたいように生きるべきだ。

とにかくいまわの際には、自分に嘘をついて生きてきた人間は、必ず後悔することになろう。

転職したいなら、今すべきである。

新しい恋に生きたいなら、今すべきである。

世の中に名前を残したいなら、今からすべきである。

ここまで来ると、アメリカのオバマ氏の「yes, we can」の世界だが、命の時間は決して長くはない。毎日無用なストレスにきりきり耐えて、レールに乗るばかりの人生を送っても、最後に感じるのは「己は忠実なバトンランナーであった」という思いだけであろう。

生命の役割は、バトンに乗せて思いを次代へつなぐことである。バトンをつなぐことは大事であるが、それだけが目的ではない。

バトンをつなぐのに、どんなすごい走りを見せたのか、それが次のランナーを励ましもすれば、テレビの前の観衆をも魅了するのである。苦しそうな顔をして、落とさないように落とさないようにおっかなびっくり走って、すばらしい走りができるだろうか。胸を張って、思いに忠実に、全力で走るからこそ、皆が感動するのではないだろうか。

自由に生きるか、忍従に生きるか

もちろん秩序を壊せとは言わない。そして、新しい人生には、それなりの逆風が吹くことは覚悟して欲しいと思う。

地図のない海を初めて航海しようとすれば、そこには多くの未知の障害が待っているのが世界の常であるし、それは人生も同じだろう。一転、大〝後悔〟時代となってしまうかもしれない。

しかし、私もたくさんの人生の最期《さいご》を見てきたが、

「生涯を愛に生きるため、新たな伴侶《はんりょ》と生きた女性」

「都会での暮らしを捨て、高原で第二の人生を自然とともに生きることを実践した男性」

「最期の瞬間まで、自分の作品に心血を注ぎこんでいた男性（彼の死自体も、彼の作品の新たな一ページとなった）」

そうした彼ら全《すべ》てが輝いていた。そこにはほとんど曇りもなく、死に顔は穏やかで、実際後悔などほぼなかったのではないかと思われる。

不思議なことに、忍従に忍従を重ねた人生は、極めて日本的であることもあり、皆から尊敬はされる。けれども、実は皆を惹《ひ》きつけて止《や》まないのは、「やりたい放題」の人生である。真似《まね》できないからこそ、魅了されるのかもしれないが。

もちろんやりたい放題といっても、人の道にそむくことではない。けれども社会的な善悪で言うと必ずしも完全な善ではないかもしれないが、自分の思いに殉じたのであろうそういう人生は、後ろ指をさされるどころか、不思議と潔《いさぎよ》いものでもある。なので、自由に生きた人生は皆から尊敬はされないかもしれないが、愛される。そして心地良い清涼感を残すものなのである。

一方で、自分の心の声に耳を傾けることなく、社会的な規範のみを重んじ、したいと思ったことの多くを心のうちに納めたままで、

「先生、ひたすら耐えるだけの私の人生は何だったのでしょうか?」

となってしまっては、どうだろう。

自分というものを取り戻し、自分らしく生きることができれば、このような後悔もはるかに少なくなるのではないかと思う。

予定調和ばかり気にして、あるいは周囲と和することばかり考え、空気を読みすぎるのは明らかに精神衛生上良くないし、そのような無形の長年のストレスが病気を生む可能性もある。

だから、やりたいことは普段からどんどんやるようにし、他人に迷惑を(なるべく)かけないという前提で、もう少し好き勝手に生きてみても良いものと思われる。

自由に生きても、忍耐で生きても、それほど文句を言われる量は変わらないと思う。だとしたら、自由に生きたほうが、自分のためになるのではないか。

後悔しない生き方、それは「自分を取り戻す」ことだ。自分を意識せずとも、自分を体いっぱいに表現している子供と同じようになれば、おのずと人生の楽しみを取り戻すこともできると思う。

やりたいことをやらねば最期に後悔する。やりたいことはさっさとやるべきなのだ。

6　夢をかなえられなかったこと

一つのことを続けると良いことがある

かなえられなかった夢。

人間には様々な夢がある。しかし、そのうちのどれだけがかなえられるのだろうか。

現実はいつだって厳しい。若い頃は、それこそ無限に時間があるように感じるだろうし、望めば何にだってなれるような気がするものだ。しかし、長じるにつれ、その万能感は少しずつ損なわれていってしまう。

ただ、それでも言えることは、夢を持ち続けている限り、それはかなう可能性があるということだ。諦《あきら》めてしまえば、可能性はゼロである。けれども諦めなければ、可能性はゼロにはならないのである。

考えてみると、死ぬ前に後悔するのは、夢がかなわなかったこと、かなえられなかったこと、そのものよりも、むしろ夢をかなえるために全力を尽くせなかったことにあるのかもしれない。これは個人的な感想である。だが、長年一つのことを続けていると、何か良いことがあるような気がするのである。

ピアノが上手《うま》い女性がいた。彼女はピアニストにはなれなかった。けれども、最後に病棟の患者さんを涙させる演奏ができた。ピアニストになるという夢はかなわなくとも、ピアノを弾くことで人を元気づけたり感動させたりすることができたら……という夢を長年持ち続けたがゆえの結晶とも言えた。

プロピアニストであろうと、人を泣かせるのはたやすいとは思えない。限られた一点においてであるが、彼女の演奏はプロのピアニストを超えたのである。

人が人であるように生きる

言うのは簡単であるが、夢や情熱を長く持続させるというのはたやすいことではない。人は残念ながら老い、可能性は少しずつ削られていくものである。その中で、夢や情熱を持ち続けるというのは、若いときに持つのよりも、大きな力を必要とするだろう。

厳しい現実がきしみを上げたとしてもなお、その先に光があることを信じ、ひたすらに鞭《むち》を振るい続けるというのは並大抵のことではないだろう。しかしだからこそ、その「夢追い人」の存在は貴重なものとなるのである。そして余人を感動させる生き方となるのである。

こうして考えてくると、やはり夢がかなえられなかったことを後悔するというのは間違いかもしれない。夢を持ち続けられなかったことに後悔するのだ。全力で夢を追いかけ、最後にどうしようもなくなって、弓折れ矢は尽きてそれを手放すのであったら、後悔は少ないだろう。

中途半端《はんぱ》では、おそらく後悔するということである。

またもし、夢や情熱がなければ、人は単に生命を消費するだけの存在と化してしまうだろう。

人が生まれ、交配し、子孫を残すのは、あるいは生きるために食し、寝るのは、生物としての既定路線にすぎない。つまりそれらは、必ずしも人間らしい、人間固有の営みであるとは言えない。

人が人であるように生きるということは、そのような生物のくびきから逸脱して生きることかもしれない。夢や希望を抱いて生きようとするとき、人は人らしい生を手に入れる。そしてまた、自分の思いをかなえようと長い年月にわたってその思いを温めることも、人に特有の営みと言えるだろう。

こうしてずっと守り続けた夢が輝くとき、人の生の道はきっと照らされることになるだろう。そして最期まで夢をその手に持ち続けることができれば、たとえそれがかなえられなくても、後悔は少ない。

7　悪事に手を染めたこと

度の過ぎる罪悪感は自らを損なう

終末期特有の、スピリチュアル・ペイン（魂の痛み）の一つに、「自分が悪いことをした罰として、病気あるいは死がもたらされたと思う」ことがある。

実際これはよくある確信である。つまり、自分が非行をしたために、あるいは何らかの悪い行いをしたために、今の境遇がもたらされてしまったと思うのである。

しかし実際は、これは事実ではない。

先ほども書いた通り、世の中はむしろ、憎まれっ子世に憚《はばか》るとの言葉の通り、善人ほど早く亡《な》くなったり、皆から憎まれるような存在が非常に長命だったりということも散見される。もちろん全てが、とは言っていないので勘違いしないで欲しいのだが、早世する患者さんに明らかに「いいひと」が多いことはいつも印象に残る部分でもある。

とはいえ、まったく悪いことをすることなく生きていくことなど不可能である。人が歩けば、どれだけの生物が踏み殺されるかわからない。ひとりの人間が一年間生きるために、どれだけの生き物が食物として殺され、どれだけの植物が刈られるのか、想像だにできないほどだと思う。

つまり人は大なり小なり殺生《せっしょう》をしていると言える。

あるいは言葉で人を傷つけるのも日常茶飯事である。良かれと思って言った言葉が、相手を打ちのめすこともある。そのように誰かを傷つけないでいられることなど、人が人である以上、できようはずもない。

そしてまたどれだけ資源を無駄にし、どれだけゴミを出しているか、それを考えると地球に対して働いている悪行は決して軽くはない。

残念ながら、かくもこのように人は生まれながらにして、他の何かを犠牲にしないでは生きられない生き物なのである。これは世界中の誰でも（一般的な生活を行っていれば）その程度に大きな違いはあるまい。だから、それを懺悔《ざんげ》することはあっても、いつまでも後悔するのは控えたほうが良いと思う。度が過ぎる罪悪感は、自らを損なうだけである。

死を迎える犯罪者の苦しみ

さて、そのような標準人（？）が犯している、生きるために仕方のない罪業の数々はやむを得ないと思うが、世の中には法律上明らかな罪を犯して、死を迎える人々もいる。俗に言う、犯罪者とよばれる人々である。

とある犯罪者が、死を迎えようとしていた。彼は言った。

「許しが欲しい」と。

彼にはキリスト教の洗礼が施されることになった。

洗礼の日が迫ると、彼の容体は階段を転げ落ちるように悪くなり、彼は恐怖におののくことになった。

「私は許されるのだろうか……⁉」

彼の恐怖は募っていった。

彼は自らが犯した罪を悔いた。来世への扉が彼の目の前で閉じられようとしていたとき、彼は自らが犯した罪のあまりの大きさに愕然《がくぜん》とし、真の恐怖を味わうことになった。

「私が犯したことは、取り返しがつかないことだった！　私は後悔している。後悔しても後悔しても、なお後悔する。どうしたら良いのだろうか？」

しかし、彼のその本当の悔いは、天の神を突き動かしたのだろう。

とうとう洗礼の日がやって来た。

「うっ……ううっ……」

彼の両目からとめどなく涙があふれた。嗚咽《おえつ》は止めようもなく、激しさを増すばかりであった。

その彼の額に、静かに聖水が垂らされた。彼は崩れ落ち、平伏した。最後まで泣き続けて、何も言葉が出なかった。

そしてその後、数日して彼は亡くなった。それまでの彼とはうって変わった穏やかな表情であった。

あの洗礼の前の数日間、彼ののたうちまわる様は恐ろしいものだった。

彼には身体的な苦痛はあまりなかった。それにもかかわらず、彼はもだえ苦しんだ。犯した罪への後悔、それがゆえに未来永劫《えいごう》許されないという恐怖、それはたから見ていても恐ろしく強いものに思えた。

犯罪など犯すものではないと思った。なぜなら、人が見ていなくても、自分は見ている、そして天が見ているからである。

だから死が迫ると、その忌《い》まわしい記憶と、天が許さないという恐怖が胸を覆《おお》うことになる。未来永劫許されない、あるいは来世が自分には訪れないという恐れがひたすらに心をさいなむのである。

よもやこの本の読者の方々には犯罪を犯そうと思う人はいないだろうが、人間、ふとしたはずみで犯罪者となってしまうこともゼロとは言い切れないであろう。

私は一人の人間の心がいかに弱いものか、終末期の現場で数多く見てきた（一方で同じ人間がとてつもなく強い心も併《あわ》せ持っているのだから人間はわからない）。魔がさして、言ってはいけないことを言い、してはいけないことをしてしまい、後で悔やむのが人間だが、一線を越えないようにしなければいけない。

そのためには、どんなときでも感情に囚《とら》われずに、自分も含めた人間というものを冷静に見つめる視点がなくてはいけない。

人はすべからく凡夫であり、あなたを害そうと思う者もまた心が弱く、感情の捕囚となっているだけなのである。そのような者に害意を向けても、自らが救われるとは到底思われない。ましてや犯罪に類するようなことを起こしても、自らが救われることなどないのである。

犯罪は犯すべきではない。刑罰があるとかそのような理由ではなく、結局そのこと自体が自分を救うどころかより苦しめるからである。

犯罪者だった彼のことを、私はいつも思い出す。悪行などはできるだけ減らしたほうが、死を前にしても清々《すがすが》しい気持ちでいられるであろう。

8 感情に振り回された一生を過ごしたこと

平静な心と忍耐の限界

人は感情の生き物である。感情にほとんど左右されないで、一生を過ごせる人はそれほど多くあるまい。

このことを考えると、自戒の念も湧《わ》き起こる。実は医療現場もなかなかストレスフルな職場であり、医者も様々な忍耐を要求される。アメリカで活躍した有名な医師であり教育者であるオスラー博士も、これから医者になる若者たちに、医者には「平静の心」が必要であると説いたという。

「諸君は今後、種々の腹立たしい出来事を何度も経験するだろうが、決して立腹してはいけない」と。

私は医療現場で何をそんなに怒ることがあるのかと思っていたが、実際は怒ることだらけである。

なぜか高負荷の医療現場は、うかうかしていると、あるいは特段の落ち度がないと思われるような場合にもスタッフから、あるいは患者さんやご家族からの厳しい言葉が飛んで来る。もちろんそれが正当なものであれば良いのだが、多分に理不尽なものも混じってくる。

そのようなときも、オスラー博士の教えに則《のっと》り、基本的にはとやかく反論したりはしないのだが、あまりにその過《あやま》ちの度が過ぎる場合、あるいは教育的指導が必要な場合、私は容赦しない。なれ合いは必要ないのである。

また、患者にとって善であることならば、遂行されるべきである。ところが、その前にさまざまな障壁が立ちはだかることがある。

例えば、私はそれほど薬剤が好きではない。だから、なるべく無用な薬剤は処方しないようにしている。当たり前といえば、当たり前のことだが……。

私が薬剤をすすめるのは、きちんとした根拠があり、その薬剤を使用したほうがメリットが大である場合に限られる。

しかし昨今の専門家に対する信頼が揺らいでいる社会の産物なのか、要らぬ要らぬで聞く耳を持たない患者さんやご家族も少なくない。

とはいえ、そういう無理解にいちいち腹を立てるのは当然愚策である。一生懸命説明する。しかし、聞く耳を持たない人は、やはり聞く耳がない。これは本当に仕方がないことである。それもまた自己決定権だからである。

けれども、それが信念というよりは、医療不信からの反発であり、しかもどのように振る舞っても改善するのが困難だとひしひしと感じられるときは、忍耐の限界を超えそうになることもある。

専門家の意見に耳を傾けずして、病は良い方向へ向かうだろうか。……世の中にはいろいろな人がいるなあと痛感するのである。

小事に心を揺るがせないことが大事

さて話を戻すが、感情はもろ刃の剣である。

感情に左右されれば冷静な判断ができなくなる。しかし常に感情を排した決断ばかりするのなら、それはコンピュータと代わるところがない。

人らしく生きるためには、バランス良く感情をコントロールする必要がある。けれども、その針を上手に中間点に保てる人は必ずしも多くない。オスラー博士の「平静の心」を保つのは実に難しいのである。

喜怒哀楽を表わして生きることは、もちろん悪いことではない。けれども、些細《ささい》なことに常に心を揺り動かされては、一生を荒海の中で航海するようなものであろう。

ある人は、こう言った。

「今考えると、何であんなに泣いたり、あんなに怒ったりしたのかわかりません」

「……どういうことですか？」

「つまり、私がこれまでぶつかってきた障害なんて、実はたいしたものではなかったということです」

「たいしたものではなかった……？」

「そうです。死ぬことからすれば、そんなことなど、泣いたり怒ったりするほどのものではない」

「……」

「あれこれ心を惑わせすぎたような気がします。今のこの心境をもってすれば、もっと冷静でいられたものを」

「なかなか難しいものですね」

「そうです。ただ皆がこうやって死んでいくもの。だから誰かを恨んだりうらやんだりするのは、ばかばかしいとはっきりわかりました。あるいは誰かをねたんで足を引っ張ったりすることも」

「ええ」

「だって誰もが天に帰るのだから。誰もが土になるのだから。皆同じ。それを知っていれば、私はもっと穏やかに生きられたと思うの」

もちろん、死を前にした彼女のような心境には、実際にその立場にならないとたどりつけないだろう。彼女は小事に心を揺るがせないことの大事さを繰り返し説いていた。明鏡止水《めいきょうしすい》の心、そう言えるのかもしれない。

翻《ひるがえ》って考えるに、私も毎日、死と比較すればはるかな小事に心の平安を乱され、忍耐の国境線は常に侵食されている。彼女が語っていたように、それはばかげたことかもしれない。

怒っていても、泣いていても、笑っていても、変わらず一生は過ぎるものである。だったら笑っていたほうが得ではないか。

しかし感情に乱されずしなやかに生きるためには、強靭《きょうじん》な精神力も必要となる。強い心を磨き、月下の池のような鏡面の心であれば、どんな苦難もさざ波にすらならぬだろう。

感情に振り回され、特に否定的感情にとらわれたまま生涯を過ごせば、残るのは後悔ばかりである。冷静な心の先に、笑いを見出《みいだ》すことができれば、後悔は少ないに違いない。

9　他人に優しくしなかったこと

優しさを行う難しさ

他人に優しくするというのはなかなか難しいことだ。優しくしたつもりが、人を傷つけることがあるからだ。終末期医療では頻繁にその過ちを見かける。押しつけがましい優しさは、何の薬にもならない。ただ見届け、黙して何も語らないことが、最高の優しさとなることもある。

特に言葉は難しい。ほぼ同じ言葉を語ったとしても、表情、声の調子、微妙な表現、あるいは言った人によって、どのように受け取られるかがまるで変わってしまうこともある。私も終末期の医療現場に身を置くもののはしくれとして、優しさの難しさは日々感じているところである。

例えば、安易な慰めや励ましは、逆効果となることが往々にしてある。かといって、ただひたすら話を聞いているばかりでも、ダメなときがある。基本的には傾聴し、しかし時宜《じぎ》を得て、共感の思いを心から発しなければいけない。

とはいえ、共感するだけの優しさではいけない場合もしばしばある。例えば我々医療者なら、毅然《きぜん》と良い方法を指し示さなければいけないこともある。してみると、厳しさも優しさとなる場合もあり、優しさを行うとはまことに難しいのである。

けれども、優しさを行おうとするならまだ良い。世の中には、残念ながら、人をおとしめることで自分の欲求不満を解消したり、自分の価値を高めようとしたりする人が存在する。

人間も生物の掟《おきて》からは逃れられず、法にも理性にも善なる心にも縛られなければ、明らかな弱肉強食の世の中となるであろう。弱者はときに優しさの正反対を受けうる立場にある。ところが強者も、自らの死期が迫り、ある見方によっては弱者と考えられる時期に入ると、自らのこれまでの行いを悔いることが多いのである。

自分の視点が変わると、また違った世界が見えてくるのである。

星野富弘氏の『鈴の鳴る道』に、車いすに乗って生活をすると、道がでこぼこだらけなことに気が付くという話がある。段差に滅入《めい》ってしまうのが、車いすに鈴をつけてでこぼこを通るたびに「チリーン」と鳴るようにしたところ、心持ちが変わった、そういう話である。引用してみる。

——心にしみるような澄んだ音色だった。(略) その日から、道のでこぼこを通るのが楽しみとなったのである。（略）〝人も皆、この鈴のようなものを、心の中に授かっているのではないだろうか。〟その鈴は、整えられた平らな道を歩いていたのでは鳴ることがなく、人生のでこぼこ道にさしかかった時、揺れて鳴る鈴である。美しく鳴らしつづける人もいるだろうし、閉ざした心の奥に、押さえこんでしまっている人もいるだろう。私の心の中にも、小さな鈴があると思う。その鈴が、澄んだ音色で歌い、キラキラと輝くような毎日が送れたらと思う。私の行く先にある道のでこぼこを、なるべく迂回《うかい》せずに進もうと思う。

心の優しい人は後悔が少ない

私は、人は誰でも聖性を有していると思う。しかし残念なことに、勢いがあり猛々《たけだけ》しいときには、そのことになかなか気が付かないものである。

「私は優しさが足りなかった」

そう後悔した男性がいた。戸田さんだった。

「先生たちが、他人のために一生懸命になれるのがすごいよ」

そう言って、彼は窓の外を見た。彼の瞳《ひとみ》の端に涙が浮かんだのを見た。

「成功するためには、たくさんの人を犠牲にもした。私にかかわった人は、幸せではなかったろう。蹴落《けお》としもした。全《すべ》ては自分のためだった」

「……そうですか？」

「そうです」

「けれども、私たちは戸田さんと会えて、不幸せではありませんよ」

彼はこちらに向き直った。真剣な表情だった。

「それは……今は心持ちが変わったから。だから先生たちの印象も違うんだと思うんです。昔の自分はひどかった」

「そんなに？」

「そうですよ。だから先生たちは知らないから、そういう風に思えるんです」

「なるほど。でも、気が付いたんならいいんじゃないでしょうか？」

「え？」

「人に優しくしたいと、そう思ったのなら、良かったんじゃないでしょうか」

彼は我々スタッフにいつでも礼を言った。一人一人の名前を覚え、細かに気を遣った。

「いや、それだって、人に優しくするのだって、自分が得になるからだよ！　他人のためじゃない」

明らかにそうでない気がした。そんな作り物の、偽物《にせもの》の優しさは、終末期医療に携わる人間なら誰でも見抜けるものである。

「そうなんですか？」

「そうですよ。ひどい奴《やつ》なんだ」

「けれども、それでも私は戸田さんと会えて良かったと思います。戸田さんは優しい人ですから。皆そう言っています」

彼は勢いよく、また窓の外のほうに振り向いた。涙がこぼれ落ちそうな顔を見せまいとしたのだろう。けれどもそれを隠せない肩は、小刻みに震えていた。

「気が付いただけ幸せです。一生気が付けずに亡《な》くなる人だっていますから」

私は背中にそっと声をかけた。

人をいじめることがよくあるのなら、心を入れ替えたほうが良い。優しさが足りないのならば、優しさを意識したほうが良い。それらは死が迫ったときの、後悔の一因となる。他を蹴落とし、どんな勝負に勝ってきたとしても、同じように努力しても決して勝利できないのが死である。けれども、生の終わりを敗北でなく、完結ととらえられるのならば、死は恐るべきものではなくなる。

単なる浅い気遣いではなく、他人に心から優しくしてきた人間は、死期が迫っても自分に心から優しくできるだろう。だから真に優しい人は、死を前にして後悔が少ないのである。

人間を愛して止《や》まなかった、本当の優しさを持った患者さんたちをたくさん知っている。彼らの微笑《ほほえ》みは、どれだけときを経ても、私の脳裏に刻み込まれている。彼らは後悔を超えた先にあった。優しさがそれを導いたのは間違いない。

10　自分が一番と信じて疑わなかったこと

「耳順《じじゅん》」の難しさ

自分が一番だと、唯我独尊《ゆいがどくそん》でやってきたことに対して、後悔した人がいた。

ワンマンでもあった彼は、自分の行いを悔いていた。自分の体が弱ったとき、彼の口から出る言葉も、体と同じく弱ってしまった。そのとき、彼は初めて人の言うことに心から耳を傾けるようになった。

とはいえ、孔子でさえ、「耳順」は六十歳である。

「子曰《いわ》く、吾《わ》れ
十有五にして学に志す。
三十にして立つ。
四十にして惑わず。
五十にして天命を知る。
六十にして耳順《した》がう。

七十にして心の欲する所に従って矩《のり》を踰《こ》えず」（『論語』為政編）

訳するに、「私は十五歳で学問に志し、三十になって独立した立場を持ち、四十になってあれこれと迷わず、五十になって天命（人間の力を超えた運命）をわきまえ、六十になって人の言葉が素直に聞かれ、七十になると思うままにふるまって、それで道をはずれないようになった」

つまり、五十歳で天命をわきまえてもなお、人の言葉が素直に聞けなかったのだ。あの孔子でさえも、である。しかも平均寿命が短かった時代に六十歳で初めて人の言葉が素直に聞けるということは、今の感覚で言うとさしずめ八十歳以上（もっと上か？）になってようやく聞けるようになりましたといったところか。

かようにも、人の言葉を素直に受け入れるのは難しいものである。

なぜ良心的な医者はセカンド・オピニオンをすすめるのか

社会的に成功している人間ほど、また統率力や決断力がある人間ほど、独断専行に陥りがちなものである。英明であった専制君主が、ややもすると暴君に変化してしまうのも、周囲が意見を言って間違いを止めることをせず、また上に立つ者自身も己の心を律しきれないからである。あるいは諫《いさ》める者がいたとしても、それに素直に耳順することができないからであろう。

「私は思い上がっていたんだ。自分が一番だと信じて疑わなかった」

「自信があったんですね」

「そうですよ、自信。でもワンマンだったから、人の意見に耳を傾けてこなかったなあ」

「そうなんですか？」

「ええ、独断専行でした。でも今は、もう少し人の話も聞いておいたら良かった、そういう風に後悔するんです」

確かに、統率力があり、皆を引っ張っていく人間は、人の意見ばかり聞いていても前には進めないだろう。だから自ら分析し、決断してゆく。

けれども、問題にぶち当たったときに、一人の意見だけで行っていると暗礁《あんしょう》に乗り上げてしまうことがよくある。何を隠そう、医療もそのような性質を持つ。

一人の医者の目だと、どんなに優れた医者でも間違いを犯すことはある。神ならぬ身には、仕方のないことだろう。そんなとき、他人が意見を言ってくれる状況にあるか、あるいはその意見を素直に聞くことができるか、それはとても重要なところである。

良心ある医者がセカンド・オピニオンをすすめるのも、一人の医者だけの決断では間違いを犯しているかもしれない、そういう風に考えるからだ。

つまり、良心的な医者は、自らの診断・治療を信じつつも、常に多少は疑っている。本当にそれで良いのか、日々検証し自問自答し、確実に成果が上がるまでは、あるいは完全な証拠が揃《そろ》うまでは心が休まることはない。そのときまでは、自分のセンサーと、あるいは周囲の人間がどのように判断しているのか、そこに敏感になっていて、神経、特に耳を研ぎ澄ませている。

ところが自分がしていることが最良で間違いなどなく、また自分が一番だと信じて疑わなければ、間違いを犯しても気が付くことができないし、自らが成長する機会もなくなってしまう。失敗から学ぶという姿勢がなくなってしまうのである。

一歩引いて物事を考える

私は彼にそんな話をした。

「なるほど、先生よくわかりましたよ。そう、こうやって話しているだけでも学ぶことは山ほどあるんですよ。新しい価値観とか、仕事のアイディアとか。くそー、元気なうちに聞いておきたかった」

八十代の彼はそう言って悔しがった。それでも、そうやって気が付いただけ彼は優れていると思う。

一生涯、己の振る舞いには一点の誤ちもないと、そういう人もいるが、確かに彼らは一見後悔とは無縁で、プラス志向のように見える。おそらく彼も、そうやって日々肯定的に生きてきたのだろう。自分の考えでやっていけば、基本的に大丈夫だろう、と。それは決して悪いことではない。けれども、自分が一番であること、あるいは自分の意見が絶対に正しいこと、そこに一度でも疑いを持ってみると、また違う世界が広がるものなのではないかと私は思う。

一人の人間がそれまで下してきた決断がどんなに間違っていなくても、いつしか死は眼前に現れることになる。そのときに、案外ワンマン社長ほど戸惑い驚くもので、それは成功体験を積み重ねた歴戦の勝者である彼らが、なかなか理不尽さを受け入れられないからなのかもしれない。自分をはるかに凌駕《りょうが》する超自然的な理《ことわり》が世の中にはあるということに、大きな力を持つ人間はなかなか気が付けないのかもしれない。

ゆえに人間は、自分を超える力を持つものなど世の中にたくさんあることを知り、ひいては己の力の限界を知り、己の考えに対しても時に批判的に見る必要もあるだろう。常にそのように一歩引いて冷静に物事を考えることで、あるいは過不足なく物事を判断することで、後悔する機会は大きく減るのではないかと思うのだ。
そして耳順することも、自らの窮地を救うことになるだろう。

第三章　社会・生活編

11　遺産をどうするかを決めなかったこと

遺産と介護の問題

　くだらない話に思えるかもしれないが、遺産の処遇をしっかりするというのは非常に大切なことである。

　もっとも富裕層は、そこらへんはきちんと行っているのであまり心配に値しないかもしれない。だからこれは、「残すものなんかないよ」と言いながら、決して少なくない額の預貯金を持っている一般の皆さんに向けて書いている。数百万円もあれば、今現在かつかつとした生活を送っている子供たちには十分大金である。

　医者をしていると、きれいごとばかりではない人間の生業《なりわい》の諸相を目撃することになる。遺産を、残った家族で上手に分けてくれるなど期待するべきではない。残念ながら、配偶者も絡《から》んでくる兄弟たちとの関係は必ずしも常に盤石とは限らないのだ。いや、とにかく遺産争いなど絶対に起きないような、良好な兄弟姉妹関係を樹立するように、そもそも親は子供をきっちり教育するべきではないかと思う。もちろんそうは言っても、なかなか難しいものではあるのだが……。

また、親の遺産などあてにせずとも自活できるように育て、子もそれくらいの気概で自立していきたいものだ。

しかし「くれるものはもらっておこう」ではないが、どこの世帯でも、お金がかかる壮年期には、できたら一銭でも欲しいものではないかと思われ、それゆえに遺産の分与もきれいごとでは済まず、せめぎあいが生じることとなる。

遺産の問題が難しいのは、下手をすると介護意欲にも絡んでくるところである。

私が見てきた中では、主介護者に多くの（ときには金銭的）負担がかかっているにもかかわらず、あまりにも遺産分与が平等であったり、あるいは主介護者でない長子などに多くの財産がいくようになっていたりすることで、ぎくしゃくする事例が多いようである。これは非常に難しい問題だ。

個人的には親の面倒くらい、お金の多寡《たか》とは関係なしに、兄弟間で十二分以上によく話し合って、労力あるいは金銭の負担は可能な限り均等になるようにし、遺産もきれいに分割するのが良いのではないかと思う。要はきちんと遠慮せずに話し合うということだ。それが一番、死後に争いが少ない方法なのではないかと思う。

けれども世の中、私が思うようなきれいな経緯はたどらない。主介護者のみに極大な負担がかかりながら、あくまで遺産は均等であることに主介護者は納得がいかず、介護意欲が著しく低下することがある。ましてや子の配偶者という血のつながっていない関係では尚更《なおさら》である。

あるいは遠方の家族が、それでも遺産が均等割りされることに安堵《あんど》し、途端に足が遠のいたりする。早く平等にをモットーにしたために、現実とそぐわなくなってしまい、結果人間の本性が露《あら》わになり親は傷つく。いずれも義や仁が足りない行いだと思うのだが、なかなか人の世は難しいものである。

遺産分与の話し合いは元気なうちに

このように考えると、三本の矢の遺訓を三兄弟に示した毛利元就《もとなり》のように、兄弟一致で事に当たるように、子供たちへ生前からきちんと訓示・教育するのが良いと思われる。もちろん兄弟全《すべ》てを同じ席に呼んで、である。誰かを抜きでこれを行うと、必ずもめることになる。

あるいは、第三者に立ち会ってもらって文書に起こしてもらうのも良いだろう。

もちろんこのようなことをしなくても、争いなどが一切起きない家庭が最強であろう。私個人としては、ぜひ日本の全家庭が、くだらぬ争いなどなく円満に相続を完了してもらいたいと思うところである。皆が道徳的だったら必ずできるはずだ。

だから生きているときに、元気なときに、あるいは病気になる前に、子供たちを呼び集めて、遺産をどうするかを決定しておくべきである。

一方で、その後の親への貢献度合いで遺産の比率を変え、それがまたトラブルの火種になることがある。これもまた難しい。確かに多くもらえる遺産に満足して、急に親に対して粗雑な態度を取るようでは話にならない。某大財閥の当主のように、頼りない子供たちにはほとんど遺産を渡さず、寄付するという方法もあると思う。

しかし、子供たちの対応いかんで遺産の分配をころころ変えるのは、やはり争いの種となる。あまり頻繁にあれこれ遺産分与の方法を変えるのは得策ではない。

なので、遺産分与を行うときは、一回で全てを決めること、およびその後の振る舞いで変更するなどということがないようにしたいので、子供たちに善処と協力を望みたいことなどをしっかり告げると良いのではないかと思われる。

いずれにせよ、病で弱ってからこの繊細かつ労力が必要な作業をするのは荷が重い。しかし、皆さんが亡《な》くなった後に家族がこれをなすのは、争いのもととなることがある。だから、この作業は遅滞なく着手したほうが良いと思われる。事実お金関係の諸問題は遺産に限らず、多くの患者さんが死を前にして銀行に何度も連絡しなければならなかったりするなど、本当に大変そうだった。ある程度の年齢になったら、一度はきちんと整理・準備しておきたいところだ。

12　自分の葬儀を考えなかったこと

自分の望む葬式とはどういうものか

近年は密葬が増えるようになった。葬式のありようも時代によって変わっていくのだろう。

儀礼の取り扱いについては難しい部分もある。合理的なものが必ずしも良いとは限らないし、簡素な葬礼が良いとは一概に言えない。とはいえ個人的には、少数の参列者でも良いので、望んで来てくれる人に限ったほうが良いのではないかとも思う。完全に儀礼だからと集まってもらうのは、必ずしも嬉《うれ》しいことではあるまい。

さて、葬式の特徴は、主役が既にこの世にいないことである。当たり前だが、葬式の一切を主役が取り仕切ることはできない。しかも、葬式に不手際《ふてぎわ》があっても、それを息子なり娘なり喪主に、あれこれやかましく言うことも許されない。

天国から、「おいおい」とツッコミを入れて我慢するのがオチである。

そのような歯がゆい思いを避けるためか、最近は生前葬も以前より行われるようになってきているようだ。確かに、生前に葬式を行えば、自分の意に沿わない進行ということは原則ないであろう。自分が望むように葬式を行い、かつ参列者の言葉も天からではなく、直接耳から聞くことができる。

また生前葬とまではいかなくとも、葬式を事前に計画しておく人もいる。

私の中に三人、強い記憶を残している患者さんがいる。彼らは死を本当に恐れていなかった人たちである。残りの方たちは、大なり小なり死を恐れていた。しかし彼らは「まったくのゼロ」だった。死を恐れる気持ちが、である。しかも彼らは、私の知る限りにおいては何の宗教の信者でもなかった。もちろん日本的な宗教心はあったろう。けれども、どんな宗教の信者でもないとはっきりと言っていた。

死を前にして、彼らの心は何のさざ波も起きていなかった。ただそのときを粛々と、従容《しょうよう》として待っていた。

自らの葬儀を準備した女性

その中の一人に、ある女性がいた。彼女は、淡々と自分の葬儀の準備を行った。

葬式は、本人は地味にやって欲しいと願うものだが、家族からすればそうはいかないと思うものでもある。実際、当たり前だが、葬儀はディスカウントしにくい。ゆえに、気が付くと膨大な葬祭費用がかかってしまうことになる。

白木の箱にもランクがあると聞いて、私は驚いた。燃やしたり捨ててしまったりするものにそんなにお金を使うのはどうなんだろうなと個人的には思うのだが、どうもそうではないと考える方も少なくはないらしい。

ここらへんは故人と家族の価値観の問題なので、善悪の問題ではないと思う。各家庭で話し合って、好きなようにやったら良いと思う。問題は、地味葬を本人が望んでいたのに、ふたをあけてみれば豪華葬となり、出費が甚大《じんだい》となってしまう例である。

自らが葬儀を取り仕切ったことがある人間はそこらへんに敏感であるとみえ、件《くだん》の彼女も自らの葬礼が必要以上に華美となることを心配していた。だから自ら葬祭業者と話を詰め、彼女の死後も滞りなくささやかな葬礼が遂行されるように、彼女は緩和ケア病棟にてその計画を練っていた。

果たして、その願い通り、質素だけれども素晴らしい葬礼が催されたとの後日談を耳にした。ボランティアで彼女とかかわりのあったお坊さんが読経《どきょう》してくれたようだが、それも生前彼女から直々に頼まれたとのことだった。用意は完璧《かんぺき》だった。

一方で、とある患者さんの家族から抗議を受けたことがあると、同僚の看護師が話してくれた。

病院には近くの葬儀社が挨拶《あいさつ》に来て、連絡先やパンフレットを置いていったりすることがよくある。もちろん私たち医療スタッフは、葬儀社の葬儀遂行技量はよくわからない。患者さんやご家族が事前に葬儀社を頼んでいない場合は、病院に置いてあるそれらの業者のパンフレットなりを家族に渡して選んでもらうこととなる。しかしはっきり言って、患者さんが亡くなって動転しているときに、いくつかの葬儀社を比較検討する余裕などないであろう。

なので、見積もりをもらって、数社検討するということもできない。だから、場合によっては、葬儀社の言う通りに、「いいですよ」「それでお願いします」ということになるのだが、その結果とんでもないことになってしまうこともあるのだ。良心的な業者か悪徳業者かは、利用した家族のたれ込み情報があればわかるが、そうでない場合は病院もそれを把握できないのである。

その抗議をした家族の場合は、たまたまご遺体を運んだのが市外だったため、数万円の料金を請求され、それで憤《いきどお》ったようだ。市内だったら搬送料金は無料か数千円で、実際それをうたってアピールしていたのに、値段がおよそ十倍となってしまったのだから、憤るのも無理ないかもしれない。

いずれにせよ、そのような搬送する料金にも業者ごとに差異はあるのだろうが、比較検討する時間や余裕は一般にないだろう。

その家族も怒りのやり場がなく、病院に抗議したのであろう。「癒着しているのではないか」との指摘もあったとのことだが、多くの病院でそのようなことはない。病院のスタッフは医療には興味があっても、「その後」にはどうしても関心が薄くなりがちで、結果として葬儀社の優劣などの情報に疎《うと》いのが主因だろう。

無駄にお金を取られたくない、つまり残される家族の負担を軽くするように努めたい、あるいは自分の好みと異なる派手派手しい葬儀を避けたいのならば、一番確実なのは生前に葬儀をしておくか、あるいは葬儀の計画を完璧に立てておくことだ。

先に挙げた、自分の葬儀の準備をしていた彼女は死ぬことは恐れていなかったが、周囲にはとても注意を払い、惜しみない愛情を注いでいた。だからこそ、自分の死後に家族の手を煩《わずら》わせることがないように、一切を事前に行っておいたのだろう。彼女の気遣いに改めて驚嘆するとともに、事前に準備をしておけばこんなに円滑に物事が進むのだと感嘆もした。

病が進んでからだと、いろいろなことを決めるのが面倒になるだろう。そのときに葬儀のことを思い出しても、もう遅いかもしれない。死病だと判明した場合は、できたら葬儀の準備もしておくと、後悔は少ないかもしれない。なかなかできることではないが、できる人にはおすすめしたい。

13　故郷に帰らなかったこと

死期が迫ると人は過去へと戻っていく

人は死が近くなると、昔を思い出すものである。特に幼い頃や若い頃のことは鮮明に思い出すようだ。

亡くなる一週間前頃から（人によってはもっと前から出現することもある）、多くの人にせん妄という混乱が生じることがある。時間や場所の感覚が曖昧《あいまい》になり、周囲の人からは「ぼけてしまったのか？」という戸惑いが聞かれることもある。ただしこれは、ぼけてしまっているわけではない。多くの人が、残念ながら、だんだん現状の認識が困難になってしまうのである。

そのような混乱の最中に、昔のことを語りだす人が少なからずいる。昔を今と取り違えてしまうのである。息子を父と勘違いしたり、妻を母と勘違いしたり、そういうことも少なからずある。けれどもそのような様を見るたびに、幼き頃の記憶というものはいかに強固に心に残っているものかと思い知らされるのである。

百歳近いおばあさんに、「お父さん」と泣き叫ばれて抱きつかれたこともある。彼女も私に父の姿を見てくれたのだろうか。

そのように、意識はしなくても、人の心の奥底には幼少期の記憶や、住んでいた場所、そこでともに生きた人々のことが眠っているものである。

無性にそのような場所が懐《なつ》かしくなる。けれども、それは過ぎ去ってしまった昔の話であり、どれだけ恋しく思っても、たとえ取り戻そうとしても、決して摑《つか》むことができないものであるのだ。

しかし、そんな過去が取り戻せなくとも、それを愛そうとすることはできる。そのことによって、自分が生きたということを、あるいは自分が生きて来た道程を、かみしめることができるのかもしれない。

断ち切れない故郷への思い

このような心の働きゆえなのかどうかははっきりとはわからないが、死期が迫ると、故郷に戻りたい、あるいは親の墓参りをしたい、そのように言う人も少なくないような印象がある。

今は都会生まれの都会育ちも増えたが、まだまだ私から見ると親や祖父母の世代は地方に生まれ育った人も多い。それぞれの夢を抱いて都会にやって来て、結婚し、子供を産み、ずっと都会に留《とど》まって、今は老齢を迎えている人も多いことだろう。

年を重ねると、なかなか長距離の移動も大変になるということもあるだろう。そしてまた、『赤とんぼ』の歌ではないが、「お里の便りも絶え果て」、自分の兄弟は故郷に既に亡く、その子世代が家を守っているともなるとなかなか足が向きづらいという事情もあるだろう。

けれども、望郷の念というものは、なかなかどうして人の心の根っこに居座っているものだと思われる。阿倍仲麻呂《あべのなかまろ》の「天の原　ふりさけみれば　春日《かすが》なる　三笠《みかさ》の山に　出《い》でし月かも」を例に取るまでもなく、望郷の念や、帰ることができない故郷への思いが結実した芸術作品は多い。

あるいは望郷ばかりでなく、ともに過ごした両親、特に母への思い出か。『赤とんぼ』の歌詞を書いた三木露風は幼少期に両親が離婚し母と別れ、また作曲家の山田耕筰《こうさく》も十代で母をがんで亡くしているという。シンプルな歌詞ではあるが、人の感情のある部分を刺激《しげき》して止《や》まないのは、その作り手の思いが曲に表れているからなのかもしれない。

死期が迫ると人は過去を振り返る傾向がある。これはライフレビューという、過去を他者に語るという行為となって現れることがあり、心の苦痛や存在の揺らぎを緩和するのにも役に立つので、良い働きと言える。

また、最後に故郷に帰りたい、親たちの墓にお参りしたいと言う患者さんも少なからずいる。

誰しも、普段は自分が死ぬということを、ことさら意識しないものである。忙しければなおさら注意は体の外に向かうもので、死について考えることは少ないだろう。年齢が若ければいっそう、そうである。

ところがそのように考えているうちに、月日というものは飛ぶように過ぎてゆく。いつしか老境となってしまい、ずっと故郷を訪れたり、旧交を温めたり、それをせぬままに過ぎてしまうことも稀《まれ》ではない。阿倍仲麻呂が感じた悲哀は千年以上経《た》っても変わることはないのである。

気が付けば、自らの死期が迫ってしまい、一度でも故郷に帰ることが難しくなってしまうこともままあるのだ。そのようなとき、人は後悔の念を覚えないではいられない。

確かに故郷や過去の記憶は、手の届かぬところにあるからこそ美しい側面も否定できない。久しぶりに帰ってみたら、あるいは古き友に会ったら、全《すべ》てが変わってしまったということもある。だからこそ、臆病《おくびょう》になってしまうこともあるだろう。美しい過去の記憶はそのままで手をつけずにそっとしておきたいと思うのも、よくある感情の動きだと思う。

けれども、帰れるならば一度は帰ったほうが良いと思う。あるいは故郷の親の墓に一度は参ってみても良いと思う。実際、自らのルーツを再確認することは、明らかな力を人生に与えてくれると思うのである。

余命数週間の女性の奇跡的な旅路

私が知っている患者さんは、余命がもはや二、三週間だと思われるのにもかかわらず、何と飛行機に乗って千キロ以上も離れている故郷に帰った。文字通り、これが最後だと知り、覚悟しての旅である。

彼女は故郷に帰り、そこに眠る父母の墓に手を合わせた。故郷に住まう兄弟たちとも忌憚《きたん》なく笑い合い、心の中ではっきりと別れを告げた。そして彼女はよろめく体を奮い起こして、また千キロ以上も飛行機で帰って来た。

余命は二、三週間と推測される、もはやまともに歩くのも困難だった七十代の女性の話である。奇跡的な旅路だった。

しかも、この死出への道になると思われた旅は、予想もしない未来を切り開くことになった。そう、彼女には未来が生まれたのである。何と彼女はその後、一年近く生きた。一年、である。複数の医師の一致した見解で余命二、三週間と診断した患者さんがである。想像だにできないことだった。

もちろん彼女に奇跡が起きた理由は、故郷に帰ったことだけが原因ではないだろう。しかし、全てを一度は捨てる気になってやり残したことを思ったとき、彼女の中に強い衝動として生まれたのは、遠く離れた故郷に帰り、今は亡き両親に挨拶に行くことだった。そのとき彼女の体に力強い命の杭《くい》が打たれることになったのである。

自分の成り立ち、自分のつながり、それらを取り戻すことは、明らかに生命力に息《い》吹《ぶき》を吹き込むことになる。もちろん彼女の場合は特殊な例である。ふつうは余命が週の単位となれば、飛行機に乗って故郷に帰るなど、まず不可能であろう。


故郷の病院への転院で幸せな最期《さいご》を迎えた女性

同じく京都で勤務していたとき、私はやはり余命が週の単位である患者さんとかかわった。

今一番気になっていること、それを聴くと、彼女は答えた。

「故郷の鳥取で最期を迎えたい」

私は頭を抱えた。

ホスピス・緩和ケア病棟の入院には、現在長い待ち時間が生じている。つまり、鳥取県の緩和ケアができる病院に紹介しても、数週間の待ちとなってしまう可能性がある。それは患者さんの死を意味する。彼女は鳥取の病院への転院を待っている間に、京都で亡くなってしまう可能性があったのだ。

私はただちに鳥取の緩和ケアができる病院をインターネットで探すと、電話で交渉にあたった。予想通り、病院探しは難航した。受け入れることができても数週間後、そういう返答が多かった。

そんなとき、即断で彼女を受け入れてくれた病院があった。実はその病院から、京都の病院にかつてひとりの優しい看護師が研修に来ていた。私はそれを思い出すと、その病院に電話をかけ、その看護師に患者の望みと現状を訴えた。

看護師は速やかに、往診中だったその病院の院長に連絡をしてくれて、院長自ら電話をかけてきてくれた。その院長先生こそ、徳永進先生、有名な野の花診療所の院長であった。

患者は翌日転院となった。笑顔で手を振って、車で旅立っていった。入院しましたとの速やかな連絡が来たものの、その後続報はなく、きっと元気にしているのだろう、私はそう思っていた。

何週間経っても連絡がなかった。忙しさにかまけて、彼女のことが記憶から薄れてきたとき、看護師から連絡が来た。患者の死の連絡であった。

しかし、彼女の鳥取での生活は幸せなものであったらしい。到着するや否《いな》や、たくさんの家族が彼女を取り囲んだ。彼女の周囲には笑顔が絶えることなく、それは死の瞬間まで続いたらしい。

彼女は故郷に包まれ、見失いかけていた強固な家族のきずなを取り戻して逝《い》ったのである。当初の予想の週の単位より、ずっと頑張りを見せたのは、おそらくその故郷や親族のパワーゆえであろう。

医療機関が快く協力してくれればこのようなことも可能になるが、実際私も数か所断られたように、緩和ケアの担《にな》い手が不足している現状では、急な終末期患者の受け入れはなかなか難しいものである。病気になって、それも重病になって故郷に帰ろうとするのでは遅いかもしれない。もっともそういう状態だからこそ、余計に帰りたくなるという側面は否定できないが。

なので、故郷で過ごしたいならば、まだ健康なうちにそうするべきである。体が動かなくなってしまってからでは遅いのである。

これらのエピソードを思い出すたびに、故郷に行くことや、墓参りをすることなどは明らかに人生にプラスの影響を与えていると感じるのだ。

死期が迫って後悔しないように、ぜひ早めに計画・実行しておくと良いだろう。

14　美味《おい》しいものを食べておかなかったこと

美味しいものが食べられないなんてことに本当に悩むのか？　そう思う人もいるだろう。

悩むのである。

食べようとしても食べられないという現実

なぜなら、味覚は変わることが多いからである。死期が迫ると、だいたい食欲は落ちる。皆一様に、食べようとしても「その気にならない」、そう言うのである。

家族は一生懸命食欲がない患者さんに食べさせようとする。ときには叱咤《しった》し、励まし、「何とか体力をつけなくちゃダメ！」と食事を促す。しかし残念ながら、余命が週の単位となったときには、無理矢理食べさせたり点滴をしたりしたとしても、寿命を延ばすことはほぼないだろう。つまり、食欲がないのに、無理をして何とか食物を詰め込んだとしても、それで体力が戻ったりすることはまずないのである。

体力がどうしても落ちていってしまう状態にある人間に、体力をつけなさい！　と迫るのも酷な話だ。もちろん家族は簡単に諦《あきら》めることができないのであろう。その気持ちはわかるのだが、端から見ていると、この終末期独特の食欲不振の患者さんに「食べろ」と迫るのは、本当にかわいそうなものである。

私自身はその立場になったことがないため、真にはわからないが、この食欲不振は辛《つら》いもののようだ。とにかく食物を前にしても食欲がまったくわかないようだし、食べても味が変わってしまっているのだ。これも辛い。しかも、「体力をつけるのに食べたほうが良い」「食べなさい」と、食欲がまったくないのに皆が食事摂取をすすめてくる。

ある転院してきた患者さんは「食べろと促されるのが辛い」と言っていた。私が一番辛いこととは何かと聞いたことへの返答である。

「どうしても僕が食べることができないことを誰も理解してくれない。家族も医者も看護師も」

彼の孤独は深かった。

「無理やり口に運ばれて、何とか飲み込もうとするが、砂を噛《か》んでいるようなんだ。味がないんだよ」

泣きそうな顔だった。私は無理に食べなくてよいことを伝えた。

いわゆる終末期において、無理やり食べさせる必要はない。たとえ無理に食べたとしても、ほとんど余命は延びないだろう。

本当に欲しいものを望んだときに

だったら、食べられるものだけ食べれば良い。美味しいと思うものだけ食べれば良い。

ある人は夫が三食玄米をすすめるので、疲れていた。

「玄米が体に良いのは知っています」

浮かない顔で彼女は言った。

「けれども、余命が数か月の私に、病を克服するといって玄米を三食無理に食べることは意味があるのでしょうか」

そう彼女は嘆息した。

家族の熱心な思いが、患者と乖離《かいり》することがないようにしたい。家族の熱心な思いは患者さんにとって助けとなるが、度を越した押し付けになってしまうと患者さんを苦しめてしまうのである。

そこらへんはバランス感覚とコミュニケーション、さらにはある程度敏感に気持ちを察する力と、状況に応じて方針を修正する勇気が欲しいところである。北風と太陽の話を思い出してほしい。食べろ食べろとやんややんや言うよりは、彼らが本当に欲しいものを望んだときに、そっと差し出すことが重要なのではあるまいか。

とにかく味が変わってしまうことも結構辛いことのようで、特に自分の好物を食べても、まったく美味しくなくなってしまっていることがわかったときは、見ていても辛そうだ。

しかし、案外今まで美味しいと思わなかったものが美味しくなることもあるので、希望は捨てるべきではない。コーラなどの炭酸類や、カップラーメンなどの味の濃いもの、甘いものを好むようになる人もいるようだ。またアイスクリームやプリン、ゼリーなどは、飲み込みが悪くなっても、比較的後々まで食べられる。だから、食の楽しみの希望は最後まで捨てるべきではない。

けれども、このような事例から考えるに、余命が短くなってから、自分の好物を食べようとしても、味がもはや変わってしまっていて後悔するかもしれない。つまり、好きな食物は後悔しないくらい食べておいたほうが良いと言うことになる。

味気ない栄養食

もちろん好きな食べ物ばかり食べてしまったり、あげく偏《かたよ》った食生活からメタボになってしまったりしては良くないが、あまり神経質に食に気を遣い、健康食しか食べないというのも味気ないかもしれない。

例えば究極の栄養食といえる、寝たきりの高齢者が胃ろうから注入されて長年生存するのさえ可能にしている最近の「経管栄養食」の完成度は極めて高いものがある。毎日同じ内容の液体を一日一リットル以上入れているだけで、何年も、ときには十年以上も生きている人さえいる。しかも下手をすると健常人よりずっと健康（そうに見えて風邪も引かない）で、肌つやも良い。

現代では進化と改良を重ねた人工物の栄養食のほうが、味などを度外視し、栄養だけをみれば、自然の食物より勝っているのかもしれない。当たり前だが、もし、それらの経管栄養食の栄養バランスがきちんと取れていなければ、それのみで年単位を生きることなど不可能であろう。しかし、それが今や可能となっているのである。

普通の食事で、それだけ食べていて、体調を崩さない、必要な栄養は残さず入っていますよ、そんな食物があろうか。ないだろう。そう考えると、それだけ食べていても生きていけるどころか健康を維持できる経管栄養食のすごさが理解できる。たかだか普通の液体なのに、たいしたものだ。

しかし、いやはや、何とも「味気ない」話である。

さらに言えば、望んでいないかもしれないのに、長年それを注入し続けられて「健康」のように見える、自分で話も体を動かすこともできない方はいったいどんな気持ちなのだろうかとも思う。

家族としては、患者さんに食事が美味しくなくても「健康」維持のため食べて欲しいものなのかもしれないし、患者さんがもはや生きたくなくても家族の願いとして生きていて欲しいのであろう。けれども、生きる楽しみの一つ、食の楽しみが失われて生きるというのもまた、過酷なものだ。

かくのごとく栄養食は進歩して、そんじょそこらの食事よりずっと栄養に満ちている。けれども、いくら栄養があるからといって、この液体の経管栄養食を死ぬまで、望んで毎日食べる人などいないだろう。

好きなものを楽しく食べる

どんな好物でも、毎日食べていると飽きてしまうのが人間である。ましてやまずくはないが美味しくもない液体を毎食飲み続けるなど、普通の神経ならできようはずもない。なぜならそこに栄養はあっても、食の楽しみが皆無だからである。

栄養も大事だが、食の楽しみはそれ以上に大事なのではないか。また、食事は人とともにするからこそ、貴重な時間でもあるだろう。美味しいという感覚を共有して、食卓を囲み、団欒《だんらん》するからこそ、食事は美味しいのだと思う。

病院の食事がまずいと皆が言うのは、もともと栄養重視でまずい（?）だけでなく、食器が「容器」のようだったり、あるいは食卓を囲んで食べる相手がいなかったりが主な原因なのではないかとも思う。

とにかく病気になると、今までと食生活は変化せざるを得ない。であるからこそ、健康なときこそ、己の好きなものを食べることの他に、家族や友人たちとその「かけがえのない」時間を共有する機会が多くあったほうが、後悔は少ないものと思われる。してみると、健康食とは食事の内容そのものよりも、どれだけ楽しく食べるかのほうにこそ真髄があるのかもしれないのである。

15　仕事ばかりで趣味に時間を割かなかったこと

「仕事命」の人生を後悔しないために

最近は仕事＝人生という人は少なくなったのかもしれないが、皆がそうかというとそうでもないだろう。労働時間は皆、結構長いはずだ。

甘いものは別腹……ではないが、仕事で疲れていても趣味になるとがぜん活力が出てくる人もいるから、心配は無用なのかもしれないが、それでも仕事で手いっぱいだとなかなか趣味に使う時間や体力がないこともあるのではないか。

私が従事している医療も拘束時間が長い職業であり、さらに人の生命を扱っているために気持ちの切り替えが難しく、重症患者が多いときなどは、プライベートでもあまり活発に騒ぐ気がしない。

それではいけないとも思うのだが、ここらへんの切り替えのうまさにも、だいぶ生まれ持った素質がありそうだ。切り替えがうまい人は、どんなにハードな症例の患者さんを抱えていても、遊ぶときは遊ぶ。切り替えが下手な人は、休みの日もあれこれ症例のことを考え、調べ物をしていたりするうちに休みが終わってしまったりする。私は後者のほうなので、なかなか大変なのだが、それでも何とかやっている。ただやはり、年齢もあるのだろうが、以前と比べて馬鹿《ばか》話などに興じたり、ひたすら面白いことや趣味にのめり込んだり、ということができなくなった気がする。

仕事ばかりの人生だったことを、終末期に後悔する人もいる。

というのは、病気となり、入院が頻繁《ひんぱん》となると、もちろん仕事ができなくなってしまう。仕事＝人生の場合は、こうなると生きがいの大きな柱が奪われてしまう。すると、やはり挫折感《ざせつかん》はそれなりに大きいようだ。しようと思っても仕事ができなくなってしまったとき、仕事しか引き出しがないと、辛い思いをする可能性が高いのだ。

ある六十代の女性で、「仕事命」の方が末期がんになったときは、やはりとても辛そうだった。

彼女は家庭を犠牲にしてまで、仕事に励んでいた。ある意味、それだけが彼女の人生の寄りかかる柱だった。だから息が苦しくとも、彼女は仕事に行くことを望んだ。体力が落ち、歩くのが難しくなっても、彼女は復職を希望していた。最終的にはそれが完全に無理だと悟り、生の楽しみをほかに見出《みいだ》そうとしていたが、彼女も仕事以外の引き出しがあったらあれほど苦しくなかったかもしれない。

病気をきっかけに散歩の喜びを知った男性

それでも高齢の方は、仕事専従が当たり前であった部分もあり、趣味が少なかったなあなどと嘆くことは少ない印象がある。団塊の世代より若い世代に、もっと趣味の一つや二つ持っていれば良かったなあとしみじみ語っていた方が何人かいる。

もっとも、さすがにスポーツなどは体力的に難しくなってしまうため、最後まで行うのは困難だろう。けれども、糖尿病になったのを機に一念発起し、一日十キロの散歩が日課となった七十代の男性は、不幸にも末期がんとなって死期が迫っても（もちろん距離は減っていたが）毎日散歩に行っていた。

「歩くのは楽しいよ。無心に歩いていると、いやなことも忘れる。いや、先生、自然が美しいとか、散歩をするようになって初めて気が付いたんだよ」

「初めて？」

「そう。昔は猛烈に働いていたからさ、もちろん自分の健康なんかより、取引がうまくいくことだけを考えていた。接待で何軒も飲み歩いたりした。だから糖尿病になったのさ」

「そうなんですか？」

「そう、でも最初に医者から散歩をしろって言われたときは、おいおいそんなつまらないことできるかよ、って思ったんだ。でも歩いてみると、不思議と楽しい。どんどん歩きたくなって、毎日距離は延びて。いつしか毎朝早起きをして、遠くまで散歩をするようになったんだよ」

「でも、十キロってのはすごいですね」

「ははは。でも苦にはならないよ。さっきも言ったように、病気になる前は季節なんかどうでもよかった。でも今はね、季節の移り変わりは素晴らしいと思っているんだ。僕の趣味は散歩だと、じじくさいけど胸を張って言えるね」

普通だったら散歩ができないくらいまで筋力が落ちても、彼は喜んで散歩に出かけていた。散歩から帰って来たときの、彼の嬉《うれ》しそうな表情と、その日散歩で出くわしたことの数々の報告が忘れられない。

粘土細工に家族への思いを込めた女性

けれども、一般的に、彼のようなアウトドアの趣味を最後まで遂行するのは難しいかもしれない。しかし幸いにも、インドアの趣味も世の中にはたくさんある。ややもするとインドアの趣味は、アウトドアの趣味と比べて、人に胸を張りにくいものかもしれない……と思う私は、どちらかというとインドア派である。

五十代のある患者さんは、病床で粘土細工を作っていた。しかし、彼女の粘土細工は、単純な言葉で表現しては申し訳ないくらい、素晴らしいものだった。

彼女は病気で退職するまでデザインの仕事をしていた。終末期の床で、けれども彼女には湧《わ》き上がるような創造力があった。

彼女にはまだ十代のお子さんが二人いた。真っ白な画用紙に、さらさらと筆を滑らせ、彼女は子供たちの絵を描いた。きっと絵に様々な思いを託していたのだと思う。そして彼女の遺言はまさにその作品群だったのだと思う。決して饒舌《じょうぜつ》ではなく、控え目な芸術家の彼女が、愛する人たちに贈る「言葉」としてそれらはふさわしかった。あるときは、俳句を作っていた。静寂の中にやわらかい光がある句だった。それがひと段落すると、粘土細工を作り始めた。

最初それは小さな一羽のフクロウだった。フクロウは数が増え、いつしか家族となっていた。そのフクロウを、妹さんが焼き上げると、独特の光沢をもつ美しい置物に仕上がった。フクロウ家族が部屋の片隅に鎮座し、穏やかな、けれども深みのある顔で、こちらを見ていた。

結局、死の数日前まで、彼女の創作意欲はほとんど衰えなかった。そして数々の作品が残された。それらの作品は彼女の家に帰ったが、彼女の夫や子供たちを今も見守っているだろう。そして時折、彼らが迷い悩むときに、生前の彼女がそうであったように、穏やかに語りかけ励ましてくれているに違いない。

彼女はこうして、時間の過ごし方にまったく悩む必要がなかった。多くの人は、入院すると、することがないと嘆く。そのうちに時間は刻々と過ぎてゆく。けれど、趣味がいくらでもあった彼女はまったく悩む必要がなかったのである。しかも趣味を通して、遺言も残した。

他にもたくさんの人がいる。素晴らしい歌い手もいた。

彼女は、ホスピスのロビーで、彼女の最後の舞台を踏んだ。圧巻の歌声であったと聞く。集まった彼女の家族も、他の患者さんも、その家族もスタッフも、「本当の歌を聞いた」と皆が言った。見事な歌い納めだった。

そしてまた一方で、再び歌を歌うため、彼女は最後まで生きようとした。趣味が彼女の生命の炎を燃やしたのである。

このように、何か病気になっても打ち込めるものがあると、死期が迫っても、動揺が少ないかもしれない。

一方で、「ああ、僕もあんな趣味があったらな」そのように嘆く人々もいた。もちろん終末期のために趣味を持つ必要はないが、人生の引き出しを増やすという点でも、何らかの一芸を、しかも長年追求し続けるのは、きっと後々いろいろな点で己の糧《かて》になるのではないかと思う。

少なくとも、私が見てきた、趣味の達人、長年それを続けた人たちは、最後までそれを生かして、良い終わりを迎えたと思う。そこに後悔はなかった。

16　行きたい場所に旅行しなかったこと

旅行はできるうちにしておくほうが良い

旅行なんかいつでもできると思われるかもしれない。しかし、病んでからの旅行はそんなに簡単ではないのである。終末期ともなれば、なおさら大変だ。

それは、ひとえに体力的なことばかりが問題となるだけではない。例えば痛み止めである医療用麻薬を使用していても、一応海外渡航はできる。しかし、それにも様々な手続きが必要となる。場合によっては海外で調子を崩したときのための英文による紹介状、あるいは現地語の紹介状などが必要な場合もあり、準備には時間がかかるものなのだ。

あるとき、食道がんの末期で頻繁に吐血している患者さんが飛行機での国内旅行を希望されたときも、航空会社から様々な書類が届き、それはそうだよなと思った記憶がある。このようなときは酸素を何リットルまで使用するとか、そのような事前指示を記す場所が多数あった。相当細かく記す必要があり、結構な作業なのである。

当たり前だが、空の上で大吐血をしたらどうなるであろうか。大変なことになるのは容易に想像ができる。もちろんこのような末期の患者さんの場合、絶対にないとは言い切れない。だから普通の病院は、死期が迫った患者の旅行にもろ手をあげて賛成とはならないであろう。

病院によっては、急変の可能性があるから外出は禁止、誤嚥《ごえん》するから食事も一切禁止などと、厳しい方針で対応することがあるのも、問題となることを恐れているこのご時世では止《や》むを得ない部分もあるのかもしれない。一方でこの自由度のなさが、あるいは何か問題があった際に全《すべ》てを医療者の責に帰してしまう態度が、社会の精神的な貧困さを示しているような気もする。

人は必ず死ぬのである。死期が迫った患者の（公序良俗に反するような行為はもちろん禁止だが）、ある程度の自由を認めても、よしんばそれで幾許《いくばく》かの生命が削られようとも、結果を知りつつ患者や家族が望んでするのならば、厳しい規則は野暮というものだとも思う。しかし、昨今非常に他者非寛容の世の中となっているために、難しいところである。

話がそれてしまったが、このように終末期の旅行は非常に難しい。制度上煩雑《はんざつ》な手続きを要求されることが多いばかりではなく、周囲の理解がなければ反対され、さらには余命半年も過ぎれば次第に体力も落ち、それがために行きたい所に行けないということもよくある。

実際、行きたい場所が海外や、あるいは国内でも遠方ならば、なかなかそこへ赴くのが困難となる。たとえ行けたとしても、そこに行くだけで力の大半を使い果たしてしまい、現地で旅を楽しむ余裕がなくなってしまうだろう。

また気分的にも病んでいる状況では、もちろんそれが旅行によって良くなる可能性があるものの、ひょっとすると心から旅行気分を楽しめないかもしれない。なので、改めて言うまでもないが、旅行はできるうちにしたほうが良い、行きたい場所にはどんどん行ったほうが良い。

最期《さいご》の旅で人生を完結させた人たち

車いすに乗った八十代の男性がハワイに行きたいと言ったときは、私もさすがに驚いた。余命は残り二、三か月と推測されたし、正直彼に強靭《きょうじん》な生命力を感じたことは一度もなく、飛行機の中でバテて……いやことによっては病状が急変するかもしれないとさえ思ったほどである。

「本当に行かれるんですか?」

私が問うと彼は天、というか診療室の天井を仰ぎ見た。ひとしきり考えた後、真剣な表情で私を見て、

「行きます」

とだけ言った。

そのときの彼の口調は力強く、また私を見る目には光が宿った。

「ずっと父が行きたいと願っていたんです。よろしくお願いします」

傍らに立つ娘がそう言った。おそらく彼はこの夢をぜひともかなえたいのだろう、そんな気迫と思いを強く感じた。

「わかりました。良いと思います」

「じゃ、この書類をお願いします」

舌を出しながら、彼女は書類の束を取り出した。

「うっ……」

いつものことだが、医者の事務書類作成の手間に暗澹《あんたん》たる気持ちとなりながら、患者の思いをかなえるべく慣れない英文作成に精を出した。

数週間後、彼は帰って来た。行ったときと寸分違わない、元気ではないが、不元気

でもない調子で車いすで受診をした。

「どうでしたか？」

私が問うと、寡黙《かもく》な彼は一瞬はにかんだ。

「とても……とても楽しかったようです」

娘さんが代弁してくれて、私も嬉しかった。

その後数か月して彼は亡くなったが、良い思い出ができたと、本人も喜んでいたし、家族も満足していますと娘さんが話してくれた。はにかんで喜んだ彼のハワイ旅行は、私にとっても今でも忘れられない思い出である。


このように、病が深刻な状態になる前に、旅行はどんどん行くべきであろう。けれども、余命が数日であろうと、本人と家族が行きたいのならば行くべきだと私は思う。ただし明らかに他者に迷惑をかける場合は、申し訳ないがやめたほうが良いと思う。しかし、そうでないのならば、行ってみる価値があると思う。

他でも述べたことがあるが、私は死の前日に日本海に出かけた患者さんと家族を知っている。某超大国の大統領と同じ名前の街を彼は愛していた。

水上スポーツを愛した彼は、琵琶湖《びわこ》の話をするときでさえ目を湖面のようにきらきらとさせた。ましてや日本海の荒い波の話をするときは、心にも大波ができたのだろう。余命数日と迫ったある日、彼は最期に海を見たいと熱望した。

京都市は内陸も内陸、海は遠い。だが、彼は願った、それでも行きたいと。なぜならこれが「最後」なのだから。家族もその夢に乗った。皆が車に乗って、一路北へ向かった。

小浜の海岸の、砂浜の中ほどに、彼の車いすは止まった。砂浜の真ん中で彼は満足そうに海を眺めて、嘆息した。見納めの様は、それは満足そうなものであったらしい。外出……というよりは、愛する海への最後の小旅行から帰った彼は、翌日息を引き取った。海を愛した男は、最後に海を見て、きっと人生の完結を確信したに違いない。一点の曇りもない、人生の締め方であった。

坂本龍一《りゅういち》作曲の『鉄道員』の歌詞にあるように、「悩みがあるなら旅に行け」だ。一般的には、体が動かなくなってしまってから旅に行こうとするのは、平時より多くの困難があるだろう。なので、悩みがなくても、いつでも、旅に行け、私はそう言いたい。そうすれば、旅が後悔など洗い流してくれるだろう。

第四章　人間編

17　会いたい人に会っておかなかったこと

人は終わりまで他者を求めるもの

　前章でせっかく坂本龍一の『鉄道員』の歌詞の話題を出したので、そのつながりでもうひとつ、大切なことを述べておきたい。

　この歌は、とても印象深いフレーズから始まる。それが「会いたい人なら　会いに行け　あの山を越えて　今すぐ会いに行け」である。私はこの歌を何度も聞いているうちに、この出だしに強く惹《ひ》きつけられるようになった。

　確かに、私が普段見ている事例から、私は会いたい人にはぜひ会いに行くべきだと思っていた。いや、そうは思っていたが、それをことさら強く意識したことがなかった。

　けれども、どう考えても、会いたい人には今すぐ会いに行ったほうが良い。なぜなら、大げさかもしれないが、いつまでもこの世にいられるとは限らないからである。会いたいと思っているうちに、その人はもうこの世にいなくなってしまうかもしれないのである。もちろん自分も、そうである。

私も、もう会いたくても会えない人が両手では数え切れないほどに出てくるようになってしまった。年をとれば、その数はますます増えるだろう。

同じく歌から引用するが、中島みゆきの『誕生』にも、「ふりかえるひまもなく時は流れて　帰りたい場所がまたひとつずつ消えてゆく　すがりたいだれかを失うたびに　だれかを守りたい私になるの」という歌詞がある。ここでの帰りたい場所とは、会いたくてももう会えない誰かのいる場所というものも含まれるのではないか。

人は確かに一人で生まれてきて、一人で死んでいくものである。一生は孤独な旅なのかもしれない。けれども、人は終わりまで他者を求めて止《や》まない。

死期が迫ったときに会いたいと願う人は、きっとあなたの人生にある種の彩《いろど》りを与えた人たちであろう。もちろんそれは同輩だったり、後輩だったりするかもしれないが、やはり一人の人間に多くの影響を与えるのは年長者、親、師なのではあるまいか。

しかし、彼らは順番通りならば、通常自分より先に逝《い》ってしまい、己が老いて、あるいは死期が迫って会いたいと切実に感じるときにはもう会えない。

同輩や後輩でも油断がならない。死は人が思うより近くにある。

いつまでも「今」は続かない。いや、この一瞬ですら、次の瞬間には過去となってしまう。そのように時はとめどなく流れ、世の中も、人と人とのつながりも少しずつ変化していく。

その悠久のときの流れの中で、誰かに会いたいと思っても、永遠に会えなくなってしまうこともあるだろう。そうならないためには、やはり会いたいと思うときに、会いたいと思う人と会っておくことである。

人との出会いは一期《いちご》一会《いちえ》の精神で

どんな時代においても、人と人との真の結びつきは強固なものである。

ある患者さんの死期が迫ったとき、京都の彼に会いたいと思う人が、北海道からも、九州からも、アメリカからも飛んできた。誰もが彼の姿を目と心に焼き付けておきたかったのであろう。

とはいえ、そのような状態になる前に会っておくのに越したことはない。死期が迫ると、意識が低下したり先述したせん妄状態になったりして、会っている相手をそれと認識できなくなってしまったり、きちんとした会話が不可能となったりすることもよくあるからだ。あるいは、ほぼ眠っているような状態となってしまっていることもありうる。

治療で眠らせなどしなくても、死期が迫れば多くの人間は寝ている時間が増えていく。そのようになってから会っても、最後の言葉は交わせないであろう。だから、「会いたい人なら　会いに行け」である。「あの山を越えて　今すぐ会いに行け」である。いや、その海を越えて、あの雲を突き抜け、さっさと会いに行くべきである。会いたい会いたいと思っているうちに、数年などあっという間に過ぎてしまう。

あるいは一期一会の精神、どんな相手と会う場合でも、これが最後になる可能性はある。遠くに住んでいる者の場合は尚更《なおさら》である。だから、会いたいと思う相手に会いに行き、そのときにはいつでも真心を込めて接するのが良いと思われる。

会いたい人に会えなかったこと、これも最期に後悔することが多いことである。もちろん会いに来てくれれば良いが、自ら会いに行き、一期一会の精神で接するのがベストだろう。会いたい人にきちんと会っておけば、後悔は少ないだろう。

18 記憶に残る恋愛をしなかったこと

恋愛の記憶は最期の日々を豊饒《ほうじょう》にする

さすがにもっと良い恋愛をしておけば良かった、そう死ぬ前に嘆く人はそれほど多くないのかもしれない。

しかし、私が某出版社の編集者と飲みに行ったとき、酔っぱらった彼はこう聞いた。

「そういえば先生、死に瀕《ひん》している人のそれはどうなんだい？」

「え？ それってなんですか？」

訳がわからず聞き返す私に、彼は声をひそめてこう言った。

「その、最期に抱きたくなるかってことだよ」

私が思うに、良い恋愛の記憶は、死出への道を照らすと思う。恋愛も、人が生きた証《あかし》だと思うからだ。

特に、恋愛は障害があるほど鮮明に記憶に残るものだと感じる。昔の恋愛に障害が多かった時代には、大恋愛もまた多かったのではないかと思われる。ロミオとジュリエットかくのごとし、である。

あるいは愛し合っていた二人が、家の事情など様々な事情で引き裂かれて、死ぬ間《ま》際《ぎわ》になって再会する、そのような話も映画などに散見されるが、本人たちは苦しかったかもしれないが、死ぬ前にはきっとその記憶を愛《いと》おしく思ったのではあるまいか。

最近は、恋愛も質より量の時代になってきているのかもしれない。

バッグを買ってもらったとか、二人に告白されたとか、何とも皮相的な恋愛を若年から重ねてしまい、逆に恋愛の醍醐味《だいごみ》がわからないのではないかと思うような「症例」も散見される。それらを見るにつけ、恋愛をしているという実感が本当に持てているのだろうかと心配になることもある。余計なお世話だろうが。

恋愛はキレイごとではないと思う。生々しい感情のぶつかり合いであるが、ときにそれは崇高なものに昇華する。

本来自分のことが一番大好きであるはずの人間が、他者を己より大切に思うとき、本当の愛が生まれるのだと思う。しかし、相手が私に何をしてくれるか、そればかり求めてしまっては、それは自己愛の投影であって、本当の恋愛とは言えないのではあるまいか。

さて、さすがに死に瀕して、恋愛をもっとしたかった、もっと誰かを抱きたかった、そのように発言する人は少ない。編集者さん、残念でした。

「そう？　俺だったら、絶対に抱きたくなる」

そんな心強い言葉を残してくれた先述の編集者は最後まで疑ってはいたが、死期が迫れば他にもいろいろと考えることもあるのだろうし、最後にそんな生々しい肉声を発することに、控え目な日本民族は躊躇《ちゅうちょ》するのかもしれない。

けれども、この編集者が言うことも、あながち間違っていないと私は思うのだ。確かに、恋愛の記憶がなくても、後悔は少ないかもしれない（そういう点では厳密に言うと、この本の定義からこの項目は外れるかもしれない）。しかし、恋愛の記憶は確実に最期の日々を豊饒にすると思う。なぜそう思うかというと、死期が迫ったときに、かつての苦しかった、あるいは楽しかった恋愛の軌跡を語ってくれた人が何人かいるからだ。

またライフレビューで、これまでの人生の道程を振り返り、死への準備をしようとする際に、この記憶は良い方向へ働いているのではないかとしばしば感じる。

スローラブのすすめ

とはいえ、配偶者がいる皆さんに、後悔しないようにこれから恋をしてください！といっても難しいかもしれない。

しかし、恋は相手が生身の人間でなくてもできると思う。とりようによってはすごい発言かもしれないが、別に他意はなく、テレビの向こうの有名人や、本の登場人物など、恋しく愛おしく思える対象を見つけるということは、それだけでも多くの力となる。かつてのヨン様ブームのときも、テレビに映った女性たちのパワーには圧倒された。彼女たちは間違いなく寿命が延びているだろう。

またかつて、有名人が病気の人を励ますというテレビの企画が数多くあった。お涙頂戴《ちょうだい》では困るが、実際におそらく患者さんの多くは大きく励まされたであろうし、最後にとても良い思い出ができたのではないかと思う。

とにかく本当の、記憶に残るような恋をしてください、そう願う。

簡単に手に入らないものほど不思議と記憶に残るもので、恋愛は特にその要素が強いと思う。やすやすと手に入るようなものは、心から満足できないのかもしれない。

いずれにせよ、あらゆる面で忍耐が必要とされたご高齢の方たちの世代と違い、今の時代はとても自由で、恋愛もその例外ではない。だから若年から自由に恋愛をし、自由に抱き抱かれ、嫌になったら次の人を見つける。そこには忍耐もなく、たやすいようにも見えるが、本当にそれで充足感を得られているのだろうか。ライトであるがゆえに、満足感を得られない部分もあるのではないか。

もちろん、だからと言って、難しい恋愛に挑めとは言わない。しかも時流に合った生き方というものがあり、周囲の方法論と異なった独立した孤独を求めても、多数派からは変人扱いされるかもしれない。

しかし、安易に付き合い、たやすく体を許すのではなく、じっくりと相手を見て、じんわりと愛していく、そういう恋愛もあるのではないかと思うのだ。むしろそういうじんわり系の恋愛の方が、記憶には鮮明に残り、いざ自分の死期が迫ったときも、他の何ものにも代えがたいほどに愛おしいものとして、再び眼前に現れてくるかもしれないのである。

スローセックスではなく、スローラブを推奨したい。肉体優先で恋愛に走るのは恋愛の一面でしかなく、恋愛の諸相には様々な形態があるはずだ。見ることも話すことも会うこともできない、それでも愛おしく思う気持ち、そのような恋愛があっても良いと思うし、最後に杖《つえ》となるのは実は、そのような現代の一般的基準から考えると「何が楽しいのかわからない」恋愛なのかもしれないのである。

良い恋愛は死出への道を照らす

毎日楽しかった恋愛が記憶に残らず、現在進行形の頃には楽しいと思えなかった苦しい恋愛が最後の支えになるとは、実に興味深いところである。そのように考えると、最期の時間というのは、全《すべ》ての人に敗者復活のようにさえ見える大逆転を可能にしてくれるものなのかもしれないと思ったりする。

もちろんこれは恋愛に限ったことではない。多くを得てきた勝利者こそ喪失感と闘うのが容易ではなく、何も「持てない」者の方が無用な執着は少なく後悔に遠いのである。

成功者が絶望し、貧者が悟る。そのような中でも恋愛の、その倒置ぶりは特筆すべきものだ。トランプゲーム「大貧民（あるいは大富豪）」の「革命」（強かった札が弱くなり、弱かった札が強くなる）のようなものだと思う。

私はあるおばあさんから、かつて引き裂かれて、今は見ることも、話すことも、会うことさえできなくなった元恋人の話を聞いたことがある。風の便りで、もはやこの世の人ではないと聞いたという。

「来世で、また巡り会いたいですね」

彼女が静かにその言葉を紡ぎ出したとき、私は恋愛の一つの到達点を見た気がした。彼女の最期の日々と、死に顔は、少女のような微笑《ほほえ》みだったことを覚えている。何が楽しいのかわからないように見られる恋愛が、革命によって、無上のものへと変化したのだ。

良い恋愛は、自分がこの世界に生きた証として、死出への道を照らすだろう。

19　結婚をしなかったこと

結婚という「形」がもたらす安心感

時代が時代なだけに、結婚にこだわらないカップルも増えてきた。

私の家族内では、あまり内縁だとか、愛人だとか、そういう話がなかったため、医者になって様々な家族と接するたびに、意外にそのような関係というのも稀《まれ》ではないのだと気が付き、小さなショックを受けた。

男と女の関係は多様なのだと、痛感している次第である。中には長年連れ添って事実上の夫婦でありながら、諸般の事情で法律上は結婚されていない方々も少なからず存在するのである。

それは一つのライフスタイルとして、善悪を述べるところではないだろう。

けれども、やはりどんなカップルでも、一方の死期が迫るような場面ともなると、やはり結婚はしたくなるようだ。そうやって考えると、結婚は一つの「形」であり、形あるものを残したいという考えの一つの表れなのではないかと思えてくる。

片方が死病に冒されていることを知りながら、つまりごく近い将来に死別することを知りながら、結婚し入籍したカップルというのは、医療現場で過ごしていると必ずしもごく稀というほどのものではない。

私もその「余命数週間の花嫁」と接した経験が複数ある。そのカップルも、女性の余命が残りわずか一、二か月程度であることを知りながら、男性は結婚式を行い、籍を入れた。女性は予測通り、数週間後に二十代半ばで亡《な》くなったが、幸せな最期《さいご》だった。

他の事例は、国際結婚だった。イギリスで長年恋人と同棲《どうせい》していた日本人の女性が末期の胃がんと判明した。日本で加療するため彼女は帰国し、彼女と十年近く連れ添ったアルジェリア人の男性も、彼女とともに日本へやって来た。

日増しにやせ衰えていく彼女のそばで、彼は一生懸命に介護した。そして、彼女は彼と一緒になることを望んだ。

けれども、もはや一般の式場で結婚式を挙げるだけの体力は残されていなかったのである。私たちは、病院内にある小さなチャペルで、彼らの結婚式を行うことにした。

結婚式は、実に温かな式だった。彼女の友だちや親族が集まり、涙で彼女を祝福した。私たちスタッフも、歌を歌い、花束を渡し、ともに祝福した。

小さな式ではあったけれども、本物の祝福に満ち溢《あふ》れた印象深い式だった。死の二週間前くらいであったろうか、こうして二人は永遠の絆《きずな》で結ばれたのである。

このように、やはり最後には、結婚したいと思うもののようだ。もちろん自分がその立場に立ったことがないので、本当の心情の機微までは推測し得ない。けれども、やはり「形」が持つ、その揺るぎなさや安心感を手にしたくなるものなのだろう。

夫婦の深い結びつきが苦しみを和らげる

関係ないかもしれないが、私の友人の看護師にも、「結婚することで、気持ちが落ち着いて、仕事も一生懸命にできるようになった」と言っていた者がいた。昔（今も？）の男性が、伴侶《はんりょ》を得て、より一層仕事に励むように身を引き締めたのと同じように、良い結婚は心の安定と活力を生み出すものなのかもしれない。そして、死出への旅という局面においても、その安心感は大きな力となるのかもしれないのである。

また不思議と、死を前にして結婚しようとする方々は、受からないと知りつつ受験する「記念受験」のような、通過儀礼としてやっておこうかと、そういう安易な印象は受けない。形として残したいという気持ちがあるのだろう、と書いたが、決してそればかりが動機とも言えない。形として残しておこうという以上のものを感じるのである。

先の二人の場合も、一般のキリスト教式の結婚式と同じく、
「汝《なんじ》はその妻を生涯愛するか」
という宣誓の問いかけがあった。それに力強く答えて宣誓することで、より二人の絆が強化されるような気がするのである。言葉の力は侮《あなど》れない。

死期が迫ると、他人との絆も揺らぐものである。しかし、結婚という儀式を通して、それをはっきりと皆に宣誓することで結びついた二人の絆は、そうたやすく揺らぐものではないと感じるのである。

独身者の場合も、子供がほしかったという人に比べて、それほど数は多くはないが結婚しておけば良かったと述べる人もいる。ただし、昔の独身者は相当な覚悟をもって独身を貫いた人が多かったことだろうが、最近の独身者は社会環境の変化に伴い、期せずして非婚であることも多いから注意が必要だと思う。

これからは独身者でも、死期が迫ると「結婚しておけば良かった」と後悔する人が増えるかもしれない。あながち婚活ブームもばかにはできない。

死別しても揺るがない絆を見るたびに、結婚とはすごいものだなと感じると同時に、しないと後悔をするものの一つとして結婚が挙げられるだろうと思う次第である。もちろんそういう相手をしっかり見つけることと、安易に離婚するのは避けることは言うまでもない。婚活という言葉に踊らされてもいけない。

家族関係、特に夫婦が血縁を越えた深い結びつきでつながっている場合は、終末期の苦悩も大きく減じるのである。どうせするなら生まれ変わってももう一度結ばれたいと思う結婚をするのが良いと思う（難しいことを承知で言っている）。

20 子供を育てなかったこと

多くの家族に囲まれた患者には笑顔が多い

結婚よりも、こちらの言葉は独身者の後悔として度々聞かれる言葉である。

不妊治療も進歩していなかった昔、既婚者であっても子供ができなかったカップルも少なくなかったであろう。とはいえ結婚していた場合は究極的には仕方がなかったと自らを納得させられるのかもしれず、あまりその後悔が聞かれることはないのだが、特に独身者からはしみじみとした以下の言葉を聞くことがあるのである。

いわく、「結婚して、子供を産んでおけばよかった」と。

多分、純粋な作業量で言えば、子供を産み育てる方が大変であろう。金銭的にも、子供が多いと大変である。しかし、そのようなコストでは計れない収穫も多いだろう。人生の豊饒《ほうじょう》さで言えば、やはり子供がいた方が勝るのではないかと思われる。

しかしこれはあくまで、何千例という家族を見てきた私の個人的意見なので、絶対的なものではないと受け取っていただきたい。

まったく係累《けいるい》もなくたった一人の終末は、それはそれで透徹したものではあるが、やはり周囲にたくさんの家族がいて囲まれているほうが、患者には笑顔が多いようだ。子を産み育てるのに費やした莫大な労力と金銭は取り返すことができなくとも、最期にこの安らぎを天は与えてくれているのではないかとも感じる。

子が七人、孫が二十人、ひ孫が三人もいた八十代の女性がいた。

「三十人も相手にするのは疲れるねえ」

そう言っていたが、嬉《うれ》しそうだった。

子供七人を一人前にすること、一切の教育に手を抜かずそれぞれがそれぞれに秀《ひい》でた人物に育てること。これは容易なことではないだろう。顔に刻み込まれたしわの深さと同じく、彼女の苦労は浅くなかったに違いない。

親は何歳になっても親である。橋田壽賀子《すがこ》の『渡る世間は鬼ばかり』を見ているとよくわかるが、家族はいつでも何らかの問題を抱えているものである。つまり（残念であるが）親は生きている間中、子供の心配をしなければいけない。たとえ、端から見て子供が立派な大人に育ったように見えてもである。

彼女の場合も、そうやって子供の心配をしているうちに、年を取ってしまって、夫も亡くなり、いつしか自分の番が訪れてしまったのである。

そうは言っても、熟年の子供たちが、若い孫と、よちよち歩きのひ孫を連れて来る。四世代が一堂に会した彼女の部屋は、いつでも活気のあるにぎやかさで溢れていた。そして子や孫の姿を見ることは、おそらく彼女の目にも、人生の、これまでひたすらに行ってきたことの結果を確認するように映ったかもしれない。

すなわち「やってきたことは、正しかった」と。

苦労は報われたのである。三十人が入れ替わり立ち替わり介護し、彼女は大勢の子孫に囲まれながら、その苦労が多かった人生に幕を下ろした。けれども、費やした苦労は全て《すべ》最期に帳消しになったのではないかと私は思った。その死に顔は達成感で満たされており、後悔など微塵《みじん》もなかった。

自由と孤独はいつも隣り合わせ

一方で、子供を望んでも子供が産まれなかった女性がいた。夫は数年前に亡くなり、自分も末期がんに冒されていた。親戚《しんせき》もあまりおらず、彼女は全てを自分で聞いて決めていた。もちろん死後のことさえも、全て自分で準備していたのである。

彼女は孤独を口にすることはなかった。

夫を失ったとき、もはや周囲には親しい者も少なく、結末を十分に予期し、前もって覚悟していたのだろう。だから実際にそのような状況となっても、彼女の強さは揺るがなかった。

孤独はもはや彼女の体の一部だった。ラウンジで車いすに座りながら、彼女は別の患者さんの車いすを四、五歳くらいのお孫さんが押していくさまを、目を細めて見ていた。

そのときだけは、彼女の顔に僅《わず》かな感情のさざ波が立つのがわかった。

「私も子供がいたらね……」

ぼそっとつぶやいた、さみしそうな声が今でも忘れられない。

自由と孤独はいつでも隣り合わせである。彼女は自由であり孤独で、孤独であって自由だった。

誰かとともに生きていくのは、簡単なようでいて容易ではなく、何より忍耐が要求されるものだ。家族係累が多ければ、自由は格段に減ることだろう。ゆえに子供がいなければ、そのような不自由を忍耐することからは解放されるかもしれないが、しかし人と人とのつながりを感じるのは、ひょっとするとより難しいかもしれない。

もちろん人によって求めるものは違うだろうし、一概にどちらが良いとは言えない。

とはいえ、

「子供なんかいなければ良かった」

死出の旅路の前にそう言った人は、私の知る限りでは存在しないが、

「子供がいれば良かった」

そのように言う人は少なくなかったのである。

私の尊敬するある先生は、夫が病に臥《ふ》せったとき、自分よりも自分の子供たちが熱心に夫を介護するさまに感嘆したという。

「血がつながっているってすごいと思った」と。

血がつながっていないにもかかわらず家族である配偶者との関係は、それだから素晴らしいものとも言えるが、実子との関係とはまた違った、ある種の緊張感も漂う関係であるだろう。

一方、親と子の血を介した、正確に言えば染色体や遺伝子を介した関係は、まさに体の一部を共有しているとも言え、それは決して浅からぬものと言えるだろう。

血縁の強さを実感したある出来事

ある男性がいた。男性は二十数年前、妻と二人の子を捨てた。「好きな人ができた

から」、そう言って別の女性の元へ走った。

二人の幼い娘は、ただ泣いたという。その二つの頭を両腕で抱いたのが、彼女たちの母親だった。

女性が一人で生きてゆくのがまだなかなか厳しい時代、彼女はひたすらに働いた。おかげで貧しいながら、道を外れることなど一切なく、二人の娘はまじめにまっすぐに育った。

けれども無理がたたったのか、二人が成人して間もなく、彼女は突然他界した。二人の娘は泣いた。そして父親を恨みもした。私たちを捨てた父親は、一生許さない。絶対に許さない、そう思った。

しかし、母が死んで十年余りが経《た》ったある日、彼女らの元に突然驚くべき知らせが届いた。彼女たちの父親が末期がんで死にかかっているという話だった。

彼女らは迷い悩んだ。とんでもない父親である。母を捨て、結果として早死にさせたかもしれない張本人である。誰かを責めることなく、母の後ろ姿を見てまっすぐに育った二人ではあるが、さすがに容易に許すことなどできず、恨み言か、あるいは「罰が当たったんだ」などとはらいせに言ってやろうかと思って、父親に会いにいった。

怒り、悲しみ、戸惑う心で病室の扉を開けた彼女らの前にいたのは、がんの脳転移でもはや寝たきりとなり、意識もはっきりしない状態となっていた、一人の年老いた男だった。

それから彼女たちは、一生懸命父の世話を行った。数か月後、父の意識は最期《さいご》までほとんど戻らなかったが、一切手を抜かない見事な介護であった。

自分たちを捨てた父親を、なぜそんなに世話できるのか、私は当初不思議に思った。けれども慈愛の表情をもって、もの言わぬ父に優しい目差《まなざ》しを向ける彼女たちは、家族の時間を取り戻しているのだと、私はあるときふと思った。

家族であるが故に、罪も許すことができる、それは誰にでもできることではないと思う。しかし彼女らの場合は、その奔放な父親も、最期は優しい娘たちの腕に抱かれることになった。かつて母が悲しむ娘たちを抱き、今その娘たちが病んで死にゆく父を抱いたのである。これはやはり家族でなかったら、到底不可能なことであったろう。

実利を考えて、家族を作るのは間違っていると思う。けれども損得や利害を超えたところでつながっているのが家族であり、自らの死期が迫り、絆《きずな》が揺らぐ時期となると、あるいは家族の誰かを亡《な》くさんとするときになると、人はその絆を求めて止《や》まないのである。

もちろん死期が迫る前に、もちろん若く健康なうちに、可能であれば子供を育てておくのが良いと思われる。そして家族はいつでも大切にするべきだ。絶えざる思いやりの心を持つことの大切さと、それがゆえに後悔が少なかった家族を私はたくさん知っている。

いざ大切に思うときには、もはや残り時間が限られているかもしれないのが人間であると自覚して、早くから行動すべきだろう。

21 子供を結婚させなかったこと

子供が結婚していないという心残り

これは当人の責任ではないかもしれないが、このことに後悔する人もいるのである。私も何度も彼らの苦悩と疑問を傾聴することとなった。

非婚化のあおりを受け、三十代あるいは四十代の独身男女が増加している。いわゆる「婚活時代」の到来だ。

それぞれの家庭にもよるだろうが、結婚に対する考え方は世代間ギャップが少なくない。現在の熟年世代以上からすれば、なぜこんなに非婚が増えているのか、なかなか理解しづらい部分があるだろう。また、妊娠をきっかけとした結婚が増えていることに、眉《まゆ》をひそめているかもしれない。

とはいえ、社会環境の変化に伴い、なるべくして非婚社会になっている部分もある。こちらの分野はいろいろな専門家もいるようなのでこれ以上の考察は差し控える。

現在の三、四十代の親の世代、つまり熟年あるいは老年の世代からすると、

「なんであいつらは結婚しないんだ」

　ということになるのであり、私もよくその疑問をぶつけられた。子供にはなかなか直接聞けずに、参考意見として私に意見を求められるのである。

　良くも悪くも、子の世代が素直に親の言うことを聞く時代でもない。なかば義務感に近く結婚する時代は終わったと言っても良いだろう。一部の名家等を除いては、である。

　なので、社会的外圧も少ない今、子供も特に結婚は焦《あせ》らないだろう。もちろん初産《ういざん》で様々なリスクが増える年齢や、あるいは世間一般で一つの区切りと考えられている三十五歳や三十歳、若ければ二十五歳近くだと、とりあえずは焦ってみる場合もあるだろうが、とにかく内的な衝動がない限り、なかなか結婚には結びつかないだろう。

　そうすると、今度は別の問題が生じてくるようになった。

　平均寿命が伸びているので、子供が二、三十代で結婚するのならば、親も余裕でまだまだ生きていられる寿命が本来あるはずである。ところが、必ずしもそうではなく、四十代、五十代となっても独身のままである人も少なくないため、親は子供が独身のままでいるのを見ながら、老い、そして亡くなるようになってしまった。

するとどうなるか。

実は死期が迫ったときに、気がかりなことはありますか、あるいは心残りなことなどはありますかと問うと、

「子供が結婚していないことです」

と、真剣かつ深刻におっしゃる方もいるのである。

中にはもはや諦《あきら》めまじりで、冗談のようにそれをおっしゃる方もいる。けれども、そこはかとなく、一抹のさみしさが漂うのである。

中には親孝行な子もいる。親が死病となると、看病をしながら、自らの花嫁姿を見せようと頑張ることさえある。

ある娘は、父に花嫁姿を見せたいがゆえに、死に物狂いになって結婚相手を探し出し、病床でほとんど寝たきりとなってしまった父に婚約者を会わせた。父は震える手で、婚約者の手を握り締めると、大きく頷《うなず》いて、

「娘を……よろしく頼む」

と言ったらしい。

それが遺言となったようだが、その言葉が夫となった彼の心に響き、お義父《とう》さんから託された願いを大切にすると誓って、今も妻をとても大事にしているとのことだっ

た。美談である。

とはいえ、一般的にはそのような状況から焦ってもなかなか思うようにはいかないだろう。

結婚をすすめない親の身勝手

むしろ最近は、一卵性親子とも言うべき存在が増え、

「結婚などしなくて良い。ずっとうちにいなさい」

だとか、

「結婚しても相手が気に入らなければいつでも帰ってらっしゃい」

だとか、そのように言う親も多いらしい。

娘を二人持つ母親へ、息子しかいない家の母親が、

「娘さんがいて良いですね」

と言ったところ、

「うらやましいでしょ？」

と真顔で返されたらしい。いわく、息子は手放さなければならないが、娘だったら手元に置いておけるでしょ、うらやましい？　という訳だ。

確かに子供に娘がいると、自らが老いて、あるいは終末期となり、介護の手が必要となったときに、息子よりは頼りになるかもしれない。いつの時代でも微妙な関係の嫁に助けてもらうより、何より実子である娘に助けてもらいたくなるのも無理はないところだろう。

とはいっても、それを根拠に、嫁に取られるから息子は嫌だが、娘ならずっと仲良くできるから良い、とはあまりに自己中心的すぎやしないか。

いずれにせよ、自然の摂理に従えば親の世代は先に亡くなるのである。そのとき、あとに残されるのは息子や娘である。いつまでも独身でそばにいていいよ、と伝え続けるのは、一見親切なようで、あまり子供のことを思っているとは言えないかもしれない。

実際、「子を結婚させなければ良かった」と死の床で嘆く人は私の経験ではいなかったが、「子を結婚させておけば良かった」と後悔する方は少なからず見かけた。

けれども先に述べたように、なかなか子供に結婚を促しても、うまくいかないのが現状のようではある。ぼやき混じりに、私もよく言われた。

「うちには娘も息子もいるんですが……、どちらも結婚しなくてねえ」

「そうですか」

「ええ……、もう娘は三十代半ばですよ」

「そうなんですか？」

「そうですとも。若作りしていますけれど、この分だと私が死ぬまでには無理だわね、結婚」

「頑張りがいがあるじゃないですか？」

「先生ひどい！　あっはっは、でもそうかもしれませんね」

「なかなか難しいですね」

「そうだ！」

良いことを思いついた！　とばかりに、おばさまの目がきらりと怪しく光る。

「先生が娘をもらうというのは……!?」

言い終わるか終らないかのうちに退散させていただくのである。いや、もちろんとてもありがたい話なのであるが、患者さんやご家族にとっては清い存在のままでいたいものである。

まず子供を独り立ちさせるところから

ついそういうことも言ってみたくなるほど、なかなか親にとって、この非婚問題は切実なようである。であるからして、何も病気になってから、子供の尻《しり》を叩《たた》いて結婚に向かわせるというのではなく、早い段階から、子供に家庭を築き、一番幸せを享受《きょうじゅ》できる可能性の高い「人並みの人生」を送ることの、良さや素晴らしさを説くべきである。

適齢期にきちんと結婚できるような、適切であり、過不足ない外圧（?）のかけ方が重要である。もちろんおのずと、自らの内圧によってそのような決意に至ってくれれば問題は少ないわけだが。

都会では住居費の問題などから難しいのかもしれないが、私は成人を過ぎたら子供に一人暮らしの経験をさせるのが良いのではないかと思う。もちろん一人暮らしをしていないからといって問題はないが、一人暮らしをさせることは、いろいろな点で自立を助けることになる。親のありがたみもわかるので、親としては一石二鳥である。

動物ドキュメンタリーを見ていると、鳥もキタキツネも、ある時期が来れば、苛烈なまでに子供を遠ざける。高校を出ても、成人になっても、社会人になっても、あげくは三十を過ぎても、子供を手元において甘やかすのは、人間だけではないか。

少子化の影響もあるのだろうが、最近の親の過保護ぶりは目に余るものがある。おかげで大人になっても診察室で喋《しゃべ》れず、代わりに「パパ」や「ママ」が説明を始めるような家族が出現する。このような子供が、きちんと結婚して、ちゃんとした親になれるのだろうか。惜しみのなさすぎる愛を受けて育った子供が、他者をきちんと愛せるのだろうか。

人を愛するには、それなりの強さが要求される。いつまでも親から住居や食事などを与えられて、強さは育つのだろうか。……答えは明らかである。しかし、いざ自分の子供のこととなると皆なかなか厳しくできないのだろう。子供はかわいいからである。

とはいえ多くの親は、子供が独身だと、死期が迫ったときにその行く末を案ずるものである。それを回避するために、親は子をがんがん独り立ちさせ、どんどん結婚させるべきだ。子供は、言うまでもない、何が最善か考え遅滞なく行動に移すべきだ。

子供を結婚させていない後悔は、ばかにできない大きさなのである。

第五章　宗教・哲学編

22 自分の生きた証《あかし》を残さなかったこと

人生の総括は早めにしておくほうがいい

自分が生きた証を残したい。これは多くの人が思う希望なのではあるまいか。

老いると自伝を書こうとする人が多いのも、理解できるような気がする。人生は自分の作品であるから、それを本に記して残そうとするのは良いと思う。

しかし、生きた証を残そうとしても、体が弱ってしまってからだとなかなか難しい場合も多いだろう。もし残したいなら、健康なうちから十分考えておく必要があるだろう。

あなたは自分が生きた証として、何を残したいだろうか？

一概には言えないが、おなかを痛めて子供を産む女性は、我が子に自分の生の証を見る場合があると思う。つまり特別に何かを残さずとも、我が子を見ることで、次代へ思いが紡《つむ》がれていくのを実感できている人も少なくないような気がするのだ。母の偉大さである。

男性の場合は難しい。女性ほど、我が子とのつながりを強固に実感できることは少ないのではないか。つまり子がいるからとて、自分が生きた証とはとらえにくい。生きた証を残したい、そう希望するのが男性に多いような気がするのも、普通に生きているだけではなかなかその証を残せたと実感しにくいのもあるのではないか。

また一方で、男性は、どんな手段を尽くしてでも延命してほしいと願う人の割合が女性より一般に多い。ゆえに、多くの時間が治療に費やされがちであり、生きた証を残そうと一念発起しても、もう時間がないこともしばしばある。

できるだけ早く人生の総括はしておくべきだし、何も老いるまで待つ必要はない。例えば、「五年ごとに何かしらを残せるようにする！」などと計画を立てて、それを達成できるよう生きていくのも良いことだと思う。

なぜなら、いつ死の翼があなたを奪い去るかわからないからである。証は残せるうちに残しておいたほうが良いだろう。

生きた証として何を残すか

さて、一口に生きた証を残すといっても難しいものだろう。さすがに百年の星霜《せいそう》を超えるものを残そうとするのは（私も含め）凡人には困難であろう。あるいは多くの人々の心に刻み込まれるような偉大な作品を遺《のこ》すのは至難の業である。

でも、ちょっとしたものは工夫次第でいろいろ残せるのではないだろうか。もちろん時計や家を残すなんて考えもあるだろうが、せっかくだから手作りのものにこだわりたいところだ。

しかしいざ取りかかる段になると身にしみて実感されるが、何かを作るというのは、大変なエネルギーが要る。長年クリエーターとして活躍されている人々は、いったいどれだけの尽きない発想の泉と、それが枯れそうなときにその場に留《とど》まり続ける忍耐力や胆力があるのかとも思う。

というのは、私も文章を書いている者の一人なので、汲《く》めども汲めども尽きることがない泉のように、様々な新しい価値観を生み出すことの大変さを、ごく一端だけではあるが痛感している。また二足のわらじでも大変なのに、中にはいくつもの仕事を併《あわ》せ持っている人もいて、そのすごさにはただただ驚くばかりである。

ある画家の患者さんを受け持ったことがある。齢《よわい》は九十を超えていた。彼はしかし、死の床にありながらも、旺盛《おうせい》な創作意欲を失わなかった。

芸術家の持つ執念を見た気がした。彼は最期《さいご》の瞬間まで、命の炎を紙に焼き付けようとしていた。

そして彼の弟子が、彼の臨終のすぐ後、期を逃さず彼の死の風景を描く。まだ残った体温のぬくもりを感じる彼の脇《わき》で、その熱さえ写し取ろうとするかのように弟子は筆を滑らせた。今ここにある瞬間の、空気や匂《にお》い、熱まで描こうとするかのような姿を見て、私は彼の魂が確かに弟子に受け継がれたのを感じた。おそらく彼が弟子の立場でも、今そこにある瞬間を決して逃さなかったであろうと思われたからだ。

「君もわかるようになったじゃないか」

未《いま》だ頰に赤みが残っているかのような彼が、無心に描く弟子へ嬉《うれ》しそうに言っているような気がした。

何かを残そうとすること、自分という存在を作品を通して表現しようとすること。これは先に書いたように、非常に労力も要り、だからこそ病気をしていたり、あまつさえ死期が迫っていたりするような体力が衰えた状況では、なかなかそれを為《な》すのは難しい。

けれども一方、証を残そうとすることは己の生命を奮い立たせることにもなる。生命は朽ちても、己の残したものは、その先にも生きる。それを感じるとき、人の力は増すのである。

私が見てきた、「自分の残し方」は人それぞれであった。

ある学者は、自分の研究生活の集大成の本を残した。

ある女医さんは、自分の幼少期から現在までの人生を、俳句の連作に残した。

彼らは広く社会に向けて、自分を残し、発信したとも言える。

手紙に思いを託して

一方で多いのは、そこまで大がかりではなくとも、家族に自分の存在を残したいとする行為である。一例が、自分の遺志を継ぐ者である家族に手紙を残すケースである。

若くして子供を残して逝《い》くような場合は、子供が親の死を理解できないこともある。諸説あるが、小学生になる前の子供の場合は、親の死がそれと認識できないこともあるだろう。そのような場合は、自らの分身でもある子供に、お父さんはあるいはお母さんはこういう人間で、こういう風に生きたんだよと、それを残すために手紙を書く。

あるいは子供が大きくても、なかなか真剣な話というのはしにくいのだろうし、そこで手紙に思いを託すということもある。言わない、語らない美学を持つ日本人には、確かに手紙というのは非常に良い方法なのではないかと思うのだ。そこでは気恥ずかしくて言えないことや、心に秘めた思い等を正直に吐露《とろ》することができるからである。不器用な日本人には適していると思う。

家族ばかりではなく、精力的に友人やその他の人々に手紙を残す人もいる。私が医者として過ごす中で、もっとも思い出深い患者さんの一人は私が以前著した『死ぬときに後悔しない医療』という本にも登場する四十代の女性であった。

彼女は家族に、友人に、手紙を残したが、我々病院のスタッフには、一冊の小さなアルバムを残した。そこには一人一人へのメッセージが丁寧に綴《つづ》られていた。

それを書いていたときの彼女は、とても平静でいられるような状態ではないくらい重い病状だったため、私はそのアルバムの文字が少しも揺るがず、凛《りん》としたたたずまいを見せていることに驚き、そしてまた、そこに彼女の魂が未だ残っていることを確かに見た。

病院を移ってしまったため、もう彼女のアルバムを見ることはできないが、それはずっとずっと病棟の本棚の一隅にあって、私は苦しいとき、よくそのアルバムに触れてみた。ざらっとした表紙の手触りが、なぜか温かく、私は元気をもらっていた。それもまた、彼女がアルバムを通して、私に彼女の一部を残していったからなのだと思う。

メール全盛の世の中となってしまい、また手紙も肉筆ではなく印刷の文字であることが多い昨今、しかし、筆を取って記した文字はなぜかほっとするものがある。亡《な》き人が、それを書いている情景が想像できるからだろうか。だから、肉筆の文字は、明らかに書いた人間をこの世に留めていると思うのである。

自らの生きた証が後の人に力を与える

「手紙を残した」というと、思い出される話が一つある。私自身が経験したエピソードではないことをお許し願いたい。

私は、ある日ナースステーションにあった『エキスパートナース』という雑誌を読んでいた。そこに東京都立駒込病院前院長の佐々木常雄先生が寄稿されている文章があった。

それは十七歳で、白血病で亡くなった女子高校生の話だった。

――十七歳……。

言わずもがな、平均寿命の約五分の一である。余人の五分の一しか生きることができなかった女性、それは重く辛《つら》く悲しいものであったろうと私は思った。

佐々木先生の娘さんが、この十七歳の女性と同じ高校・同じ部活の後輩であったという縁で、彼女の文章が娘さんに届けられ、それを読んで先生も感動したとのことで、許可を得て授業に使用したり、このように紹介したりしているとのことだった。そこにはこのように書いてあった。

「これが私の出す最後の手紙であるかもしれないのに、本当に何を書いたらいいのかわからない。今生の別れの言葉は何がいいのか思いつきやしない。私はもう一度生きたい。病気を克服してもう一度生きたかった。

ありがとう。

私のために泣き、苦しみ、疲れ、身を捧《ささ》げんとしてくれた人たちへ。

人間は誰かの役に立ちたい、救ってあげたい、また、誰かの何かのために死にたいと理想をもつ。自分の生が、死が意味あるものでありたいと思う。

少なくとも私にとってあなたがたの生は意味あるものであるだけではなく、なくてはならないものとして存在している。

あなたがたは、勇気ある強い人間だ。あなたは人を救ったんだという満足感と自信に満ちあふれて生きていってほしい。あなたは私にとってなくてはならない人です。そう思って、あなたに心から感謝と尊敬をしている人がいることを忘れないでほしい」

これを読んだ彼女とつながる人々は当然のこと、直接彼女を知らない人々も、彼女の言葉が己の胸に焼き付くのを感じるのではないだろうか。

短い手紙かもしれないが、そこには彼女の渾身《こんしん》の思いが、彼女という人間の生きた証が込められていると思う。そしてそれを読んだ我々の心にも、彼女の存在が投影され、彼女は我々の中に生き続けることになるのである。

こうして自分が生きた証は残され、引き継がれてゆくのである。

だから、死期が迫って後悔しないように、自らが生きた証を積極的に残そうとするべきである。またその行為が、後の人々の力となるのである。誰かの人生はその人に固有のものであり、他者がそこから学びや気付き、そして癒《いや》しや勇気をもらうことも稀《まれ》ではない。自らの後悔が減るばかりか、他人の人生の苦しみも減らしてしまうかもしれない。

生きた証を残すことは、かように良きものなのである。

23　生と死の問題を乗り越えられなかったこと

生の意味、死の意味を考える

さて、先の項で挙げた十七歳の彼女は、

「自分の生が、死が意味あるものでありたいと思う」

と記した。

これは本当のことだ。そして切実なものでもある。誰もが、自分の生や死が意味あるものであることを願っている。

生が無意味なら、人は死ぬしかなくなる。死が無意味なら、人の死は無駄死にだと感じる。だから人は、生と死の意味を求めて止《や》まないのである。それが無意味であることを恐れている。

けれども一方で、生と死の意味を見つけるのは難しいことである。

私自身は、生は他者の生との関連性の中で存在していると感じている。人は一人では生きられないというのもそうだし、人は孤独なようでも誰かとつながっていると常々思うからだ。

十七歳の彼女は、

「少なくとも私にとってあなたがたの生は意味あるものであるだけではなく、なくてはならないものとして存在している。

あなたがたは、勇気ある強い人間だ。あなたは人を救ったんだという満足感と自信に満ちあふれて生きていってほしい。あなたは私にとってなくてはならない人です。そう思って、あなたに心から感謝と尊敬をしている人がいることを忘れないでほしい」

と書いた。

ここから読み取れるように、他者の存在自体が、彼女の生を、そしていくばくかの死を救ったのだ。そしてまた一方で、彼女の存在がどれだけ他者に影響を与えたかわからない。要するに、お互いがお互いを助け合っているのだ。

私は生の一つの意味は、関連する誰かに、自分を残すことだと感じている。かつてある本に記した「人はその生き方を他者に刻むために生きている」というものである。

しかしあるとき、友が言った。

「確かにそれはそうかもしれないけれど、自分自身が生きている理由、つまり他人のためにではなくて自分のために何で生きているのかの説明にはならないんじゃないかな？」

自分に対しての生きる意味の説明に乏しいと言うのである。彼は科学でそれを説明した。

「結局人は塵《ちり》になるんですよ、宇宙の塵に。僕はどうしてもそう思ってしまう。一切の幻想を許さないんだ。科学者としての冷徹な目で見てしまうんだよ」

そう言っていた。皆さんはどう思うだろうか？

この問題は簡単に答えが出る問題ではないと思う。おそらく人の数だけ回答があり、それを正答として良いのではないかとも思う。けれども一つ言えることは、死ぬ前までに、生と死の意味を自分なりにある程度確信していなければ、辛いかもしれない現実があるということである。

「マイ哲学」を確立する

いや実際に、それをあまり考えることなく死期が迫った人は、戸惑うのである。生きていることが単純に幸せで、死ぬことが単純に不幸なら、人の生涯は最後に不幸が来てそれで確定となってしまう。そのように考えるなら、人生は最後に必ず負け戦で終わるもの、あるいは究極的には喪失が連続する体験ということになってしまうだろう。

また、もし死の意味を見出《みいだ》し得なければ、死は大きな恐怖となって眼前に立ちふさがるだろう。

決して後ろ向きで発言している訳ではないが、世の中には苦悩が溢《あふ》れている。人は生きている以上、何らかの障害と立ち向かわざるを得ない。生きるということは過酷だなと、いつも思う。自分の人生を見ても、幾千の人生を見ても、である。

一方で生きていると、ささやかな幸せもある。食事がおいしかったり、誰かと語り合うのが楽しかったり、仕事が成功すると気持ち良かったり、様々な快楽もある。

まだまだ未熟な私は、悟りの境地には到底至らないが、生と死とは不思議なものだなと思う。少なくとも光と闇《やみ》が混在したもので、一概に良いとか、逆に悪いとか言えないものであることは確かである。

幸せの頂点を極めれば次に来るのは不幸だし、逆に今どん底の極みだったら以後は何をしても幸せが感じられるだろう。一見、人生は浮沈極まりないようにさえ見える。だからこそ何らかの軸、それが死生観や人生観だと思うのだが、そういうものがないと溺《おぼ》れてしまうのだろう。

確かに成功者と言われるような人たちは、何かしらそのような「マイ哲学」があった気がする。もちろん「マイ哲学」が単なる快楽主義のような浅いものであった場合は、最後になって築き上げた城は崩壊したが、独自の人生観を「マイ哲学」で築いていた人間は、死を前にしても堂々たるものだった。

人生は波風だらけのような気がするのは、病院がそういう人たちが集まる場所だから、特にそう感じるだけなのかもしれないが、世の中で大変なのは自分ばかりではないというのは、病院で一週間も働けば嫌というほど思い知ることになる。そんな荒海の毎日の中で、けれども、生と死が何なのかを自分なりに摑《つか》めていれば、晴れの日も雨の日も変わらず淡々と生活することができるのではないだろうか。

私も人間なので、些細《ささい》なことに感情が乱されることがあるが、実際に今、死と直面している人たちの試練と比べれば、何ほどのものでもないとつくづく思う。

もっと生と死について知り、それに対して己の考えを確立できれば、間違いなく終末期となっても後悔や恐怖は少ないし、もちろん元気なうちからそれが心の柱としてあれば、たくましくこの世を生きていけるに違いないと思っている。

24 神仏の教えを知らなかったこと

世界で一番死を恐れる現代日本人

別に神がなくても、大丈夫な人は大丈夫である。私もおかげさまで何々教の信者とならなくても、何とか死を迎えられそうだ。

しかし、宗教が用意している「来世」が多くの人の助けになっている部分は否《いな》めない。それが必要な人も、世の中にはたくさんいると思われる。

スピリチュアルケアの村田理論というものがある。

スピリチュアルペイン、すなわち生きている意味を見出し得ず、魂の痛みを感じる状態に陥るのは、死を超えた将来の確信（時間存在）と信頼できる家族・友・医療者等の存在（関係存在）、及び自己決定できる力（自律存在）の三つのうち、一つ以上の要素が揺らぐためであるという理論である。そしてまた、このうち一つの要素が揺らいでしまっても、他の要素でそれを補うことで、スピリチュアルペインを和らげることができると言われている。

終末期が迫ると、多くの場合、自分のことが自分でできなくなってしまうので、自律存在は失われる傾向にあると言えるだろう。だから、人と人とのつながり、つまり関係存在が重要となってくる。それで自律存在の喪失を補うのである。

そしてまたもう一つ、自律存在を補う可能性があるのが、時間存在である。これが死を超えた将来の確信、である。

カール・ベッカー氏は著書で、世界で一番死を恐れているのが現代日本人なのではないかと示唆《しさ》している。無論、戦前はそのようなことはなかった、けれども今は一番恐れているというのである。そしてその理由として、来世に対する信仰が薄くなったことと不可分ではないだろうと指摘している。

日本には宗教的行事は残存している（しかも各宗教ごちゃ混ぜ）が、別に熱心にそれを信仰しているわけではない。現代の日本人の最大派閥はいわゆる「無宗教」であろう。実際は、完全な無宗教とは思われないのだが、何か宗教を信じていますか？と問うと、「無宗教」と答える人が少なくない。いずれにせよ、強固な宗教心というものは乏しいであろう。

すると困るのは、彼らを受け入れてくれる「来世」がなくなってしまうのである。

「来世」の持つ癒しの力

実は「来世」という言葉は、非常に甘美な響きを持っている。

私も患者さんの亡骸《なきがら》を病院から見送るとき、

「来世で会いましょう」

あるいは、

「来世ではきっともっと楽に見送れるようにします」

と呼びかけたり、約束したりしてしまうことがある。これはそう思おうとしている訳ではなく、自然に心の中でそうつぶやいてしまうのだ。

実家があるのが田舎で、それこそ氏神様だとか、そういうものがある土地で育ったからなのかもしれないし、父がご先祖様を大事にする様子を幼少期から見て育ったからなのかもしれない。

つまり、彼岸に行った人が、それほど遠く感じないのである。下手をすると、すぐそこらへんに存在しているような気さえする。あるいは私が、私の誕生一年前に亡《な》くなった祖父の生まれ変わりだと、そのように言われて育ったことも、「来世」や「生まれ変わり」というものが決して遠くないものに感じる原因かもしれない。

とにかく「来世」を信じれば、この世の別れは一時的なもので、今生での別れが永遠ではなくなる。だから「来世」というものは、悲しみを癒すのにも強い力を有しているのだ。

おそらく述べてきたような私が漠然と考えている「来世」は土着宗教的（神道や仏教がないまぜになった）来世なのであろう。いずれにせよ、私自身は特定の宗教を信じている実感はないが、そのような宗教観あふれる風土で育ったがゆえに、意識せずともそれが身に付いてしまっているのだろう。

だから逝《い》ける人には「また会いましょう」と思ってしまう。

ことさら「来世」を信じてはいないのに、あるのが当然であるかのようにも振る舞っているのである。興味深いことだ。

天国どろぼう

さて、宗教がなくても来世を信じられる人は良いが、来世を信じられない人はいよいよ村田理論の時間存在まで揺らいでしまう。だから宗教を信じて、来世を信じましょう！　と新興宗教の伝道者よろしく宗教勧誘するのは私の本意ではない。

日本人はお人好《ひとよ》しだから、初めてある新興宗教の教義等を聞くと、一瞬で心を奪われてしまうこともある。それで救われるならよいが、医者ばかりでなく、宗教も「セカンド・オピニオン」を求めてみても良いのではないだろうか。

一人の宗教者が言うことより、別の宗教者が言うことのほうが、自分に合っているなんてこともあるだろう。いくつかの宗教に触れてみて、比較吟味してみるのが良いのではないかと思う。

個人的には、特定の人を崇《あが》め奉《たてまつ》るような宗教はどうなのだろうかとも思う。宗教は心の修行であるからして、それを通して各人が克己するものであり、誰かを盲信したとしても己の修行には遠いのではないだろうか。とはいえ、人は考えるのをさぼりたがる生き物でもあり、「絶対帰依《きえ》」の誘惑は意外なほど振り切り難いからやっかいなことだ。

「天国どろぼうだね」

そう言って笑った人が少なくないように、私の経験でも、死期が迫ると宗教を信じてこなかったことを後悔して、急いで特定の宗教に帰依する人がいた。

宗教を信じたくなるのには、色々な理由があるだろう。先に述べたように、来世を確信したい、そういう願いもあるかもしれない。生と死の意味を最後に掴みたい、そういう切望があるかもしれない。とにかく毎日心身が辛《つら》い、だから救ってほしい、そういう切羽詰まった思いがあるかもしれない。動機は人それぞれである。皆、発車に遅れないように飛び乗って、気恥ずかしさ半分、安堵《あんど》半分で「天国どろぼう」と笑う。今まで宗教心のかけらもなかったのに、と苦笑する人もいる。

余談だが、面白いことに死期が迫って宗教に帰依しようとする人々の中に、医者が少なくないのである。医者は（もちろん個人差はあるが）、なかなかに業《ごう》が深い仕事である。どの世界でもそうだが、偉くなるような人々は、ぱっと見「政治家」のような清濁併《あわ》せ飲むというか、むしろ濁流のただ中に泳ぎ続けているような雰囲気の人も少なくない。偉いお医者さんも、極めて人間くさく、人間の持つ様々な業を体にまとっている雰囲気がある。そして一見、宗教心からほど遠いような印象がある。

そのような生臭い（失礼！）方たちが、キリスト教などの洗礼を受けることがよくある。地位がある人や、逆に犯罪を犯した人も、洗礼率が高いようだ。きっと彼らにとっては切実なのだろう。

彼らは自分でそれをよく知っている。だから「天国どろぼう」と自称・自嘲《じちょう》するのだろう。

正直、死を前にすれば貴賤《きせん》や地位の高低等全く関係ない。それまで社会的に大成功をおさめていた立派な社長が泣き叫んだりする。逆に、普通人極まりない（ように見える）人がまったく死に臨んで動じなかったりする。

案外、得るものが多かった人間は、その分終わりに失わねばならないものも多く、だから最期《さいご》に何かにすがりたくなるのかもしれない。あるいはまた、すがりつくことがあまりできなかった人生だからこそ、最期は何かにすがりたくなるのかもしれない。

健康なうちに宗教について考える

とはいえ、終末期になって焦《あせ》って宗教を求めても、天国や来世を得ることはできても、心の修行は成るかというと微妙かもしれない。やはり健康なうちから、もっと死生観のみならず宗教についても知り、学び、考えておくのが望ましいのではないか。また、複数の宗教について知ると、まがい物の宗教の瑕疵《かし》がわかるようになってくるという効用もある。そういう自分なりの宗教判断の基準を作るためにも、宗教について知ろうとするのは良いことだと私は思う。

家族の一人が怪しい宗教に帰依してしまったために、家庭が崩壊してしまう例も少なくない。安全に使えるようになった医療用麻薬等と違い、怪しい宗教は完全な「麻薬」であろう。考える力を奪うことで、苦しみも取る、そういうことだ。とにかく怪しい宗教に対して免疫《めんえき》をつけておくためにも、一般的な宗教を一度は学習することをおすすめする。

「人は考える葦《あし》である」という言葉を引くまでもなく、考えるのは辛い作業だが、けれども一方でまた、人は考えることを運命づけられているのではないかとも思う。簡単には出ない答えを生涯かけて追求するのも、人の世の特徴であり楽しみの一つなのではないだろうか。

最期まで宗教について知ろうとしていた、永遠の学究の徒である八十代のある患者さんは、様々な宗教について一心不乱に勉強した後、私にこう遺言した。

「自分の目で考えることが一番大事である」

それが彼の辿《たど》り着いた真理だった。

宗教を通し、真実を見通す目を養わなければいけないと思う。しかしそれを余命数か月となって初めて開始するのは、いささか荷が重かろう。神や宗教について考えるのも、早いに越したことはない。そのほうが、いざというときの後悔は少ないはずだ。

毛嫌いしないで宗教書に目を通してみると、思いがけない発見があったり、古今東西、人の悩みや疑問は一緒だなあと癒されたりする。なかなか侮《あなど》れないものなのである。

第六章　最終編

25 愛する人に「ありがとう」と伝えなかったこと

家族愛が問われる時代

ある男は昔、付き合っていた彼女に毎日心から愛していると伝えてきた。

それは毎日、意識していたわけではない。彼女に対する感謝が、自然と口をついて出たのであった。……けれども毎日毎日愛していると伝えた最後に待っていたのは別れであった。

言葉というものは難しい。

少なければ災いを起こすが、多くても幸せを運ばない。ただ〝ある男〟のような不器用者は、やはり愚直さより、心に秘めて言わざることを重んじたほうが良いと思われる。人は自らの経験の範疇《はんちゅう》を超えて考えるのが困難な生き物だということに免じて、この結論の正否の検証が不十分であることはご容赦いただきたい。

さて、一般に今の日本のある年齢以上の世代は、愛しているなどと年に一回言うか言わないかの方も多いに違いない。そのおかげで、その一言にものすごい力が吹き込まれることになる。まさにメガトン級の炸裂《さくれつ》を見せるのである。うらやましい。

愛している、その魔法の言葉を大事にしてほしい。

しかし、「愛している」と言うのは、やはり抵抗があるかもしれない。だったら、魔法の言葉その二である、「ありがとう」を言ってほしい。気持ちは十分伝わるのではないかと思う。

さて、病院にいると、様々な愛の形を見る。この本を読んでくださっている方も、愛と聞くと、それぞれ大切な人が思い浮かぶのではないだろうか。その対象は、恋人だったり、夫や妻であったり、幼いわが子だったり、若いがしっかり育った息子・娘だったり、親友だったり、色々であろう。

ことに家族間で深刻な事件が相次ぐ今日、「家族」の愛は、今まで以上に貴重なものとなっているのではないだろうか。そして、本当の家族愛が問われる時代となっているのではないだろうか。

最後はこの話をしよう。最期《さいご》に万感の思いを込めて、ありがとうを伝えられたお話である。

横倉秀二さんの話

横倉秀二さんという患者さんがいた。七十代後半の男性であった。彼は某大学の教授を務め、定年退官し、当時は京都市内に暮らしていた。

出身は秋田県。K大に入学するため故郷を後にし、以来五十年以上。京都を離れることはなく、また妻をめとることもなく、ただひたすらに学業専一、学者として一本の道を歩み続けた人生だった。

とにかく印象は、「昔の教授」そのもの。あまり大きな声では言えないが、とても偏屈でわがままで、とにかく医療者からすると手ごわい存在だった（もちろん昔の教授がみんなそうだと言っているわけではないので悪《あ》しからず）。

大腸がんが見つかったときも、K大の担当医は手術をすすめた。妥当な選択である。彼の腫瘍《しゅよう》は完全に切除可能で、根治可能なものだったからだ。

けれど彼は提案を一蹴《いっしゅう》した。それも合理的な判断からではない。

「僕は手術が嫌だ。絶対にしない」

これに勝てる理屈はない、やりたくないからやらない、その一点張りだった。今時滅多に見なくなったほどの頑固者である彼は、てこでも手術の同意書にサインをする様子はなかった。

困ったのは担当医である。

何といっても彼はK大のOBであり、偉大な教育者でもあったからだ。そんなVIPかつ有名人を治療しないなど、大学病院の医者としては簡単に承服できるものではない。下手に無治療で帰せば、彼の知己《ちき》に医学部OBがいてきついお叱《しか》りを受けるかもしれない。おそらくそこらへんを恐れたのだろうが、大学病院での彼へ治療を受けるようにとの説得は粘り強く続けられたらしい。

しかし、手を替え品を替えて説得するも、彼が気持ちを変えることはついになかった。

「僕がやらないと言ったらやらないんだ！　何回言えばわかるんだ、君たちは⁉」

単純明快な意見は変わらなかったのである。偏屈者かつ頑固者に正攻法で突撃すれば、ある意味、その結果はわかりそうなものでもある。

さて、大学病院は治療しない患者を長く入院させるようなことは一般にしない。担当医は、私が勤務していた病院の内科部長を紹介して、彼を転院させた。

結果的にその選択は、当初良かったと思われる。彼の体力は低下しており、とても家で独りで生活するというのは無理だったし、かといって介護の人を家に入れることも彼は拒んだ（さもありなんといった感だが）ために、どこかで入院をし続けるしかなかったのである。

また彼は心臓にも爆弾を抱えており、いつそれが炸裂《さくれつ》するかもわからなかったため、在宅で生活するというのはどだい無理な話だった。いや、おそらくたとえ往診してくれる先生が見つかったとしても、彼とうまくやれる保証はどこにもない。そういう点からも、帰宅は困難だったのである。

幸いにして、件《くだん》の内科部長は彼とうまがあった。調子もそれほどは悪くなく、権威には若干弱めの（？）彼は、看護師などスタッフにはわがままで大変迷惑をかけたが、少なくとも部長という肩書きつきの医者と喧嘩《けんか》するようなことはなく、穏やかな生活を送っていた。

事態が変化を見せるようになったのは、半年が経過した頃である。私はある日、内科部長に彼を紹介された。

「秀二さん！　この先生が大津先生」

初めて会ったときから、インパクトは大きかった。痩身《そうしん》で、顔も細長い彼は、細くて若干意地悪く光る目を上から下まで動かして私を観察した。元・農学部教授が研究対象を観察する眼だった。

「あの……大津です。よろしくお願いします」

鼻で笑うような表情を見せると、彼は言った。

「君は……いや先生はずいぶん若いですね。学生みたいだ」

「秀二さん、大津先生は苦痛緩和のプロですから。色々と相談すると良いですよ」

「ふーん。まっ僕には苦痛はないですけどね、はっはっは」

見るからに気難しさ満点の彼に私は結構たじろいだ。

「あっはははは、今後もよろしくお願いします」

主治医となった私の困惑

思えばこれが前フリだった。ある日、私はとんでもない情報を耳にした。

「えっ!? 内科部長が近々開業!?」

ひょ、ひょっとして……。そう、彼の新主治医は私に回ってくることになったのだ。

「先生！」

私は内科部長をつかまえた。

「先生、あの、さすがに秀二さんの主治医は僕に務まるかどうか……」

自信がない私に、彼はにっこり笑って言った。

「大丈夫だよ。先生ならうまくやれるよ」

どう考えても、鷹揚《おうよう》な内科部長だから彼とうまくやれていたような気がした。しかも内科部長は正面突破型の医者ではなく、上手に受け止めつつも両腕で包み込んで物事を進める策士型だ。どちらかというと神経質ながらも正面突破型な私は、とてもうまくやれる気がしなかった。

医者と患者の相性は、厳然として存在する。患者が医者を選べないように、もちろん医者だって患者を選べない。占いをするまでもなく、秀二さんと私の相性は「相当素晴らしいもの」だと思われた。このような流れで患者さんを任されることとなり、私は不安を隠せなかった。

「とにかく秀二さんには、しっかり先生が後継してくれることを伝えたから、大丈夫だと思うよ」

またにっこりと笑う。

「先生〜」

その言葉は早くも覆《くつがえ》された。私が秀二さんに主治医変更のご挨拶《あいさつ》に出かけたときの出来事である。

「それで、部長先生はどうしたんですか?」

開口一番、また意地悪そうな表情で、冷たく笑いながら秀二さんは言う。

「え？　部長先生ですか？」

「そうですよ。他に誰がいるんですか？　先生はお耳が聞こえますか？」

「いや、その、これから私が秀二さんの主治医になるということで、ご挨拶に来たんですが」

「何？」

鼻で笑って、肩をすくめる。

「誰が主治医だって？」

「いや、あの、僕です」

「聞いていない」

眉《まゆ》をひそめて腕を組む。

「私はー、聞いていないぞ、そんなことは」

「そうですか？」

「そうだよ！　僕のね、主治医は部長先生なんだよ！」

ナースステーションに逃げ帰って来た私は、内科部長をつかまえた。かくかくしかじかと説明すると、彼は首を傾《かし》げた。

「う〜ん、ちゃんと説明したんだけどね」

「……そうかもしれませんが、あれは納得している様子ではなかったですよ」

「そうかあ……困ったな。また説明しておくから、何とか先生、頼むよ」

経緯が経緯なだけに、秀二さんを引き受けてくれる医者は他に考えられず、しかも彼の退職も近付いており、もう他に頼むというのは実際難しかったのだろう。

あっという間に時間は過ぎて、内科部長は退職してしまい、結局私は秀二さんの主治医となったのであった。

「あっ、君か」

「秀二さん、おはようございます」

私は毎朝回診をした。布団《ふとん》を肩までかぶりながら、寝ている彼はぎょろっと鋭い視線を向けた。

「それで今日は何の用です？」

「いや、その、用事というか、回診です」

「ふん、そうかい」

鼻を鳴らして、彼は壁の方を向いた。背を向けられてしまい、これでは診察ができない。

――やれやれ、これは難しいな。

知り合いのとある年配のお医者さんが、最近の医者は大変だね、患者さんの言うことを何でも聞かなくちゃいけないからね、とシニカルに言った。確かにこの頃は、患者さんの一部ではあるが、コミュニケーションに困難を抱えることが少なくない。しかし、秀二さんの例はそれが際立《きわだ》っていた。

かみ合わないコミュニケーション

「具合はいかがですか？」

「何ともないよ。なんで僕は入院しているのかねえ……わからん」

「それは、一応お腹《なか》の病気ですからね」

「はあん？　僕が何ともないと言っているんだから、何ともないんだよ！　まったく病院は金ばかり取りやがって」

「うーん」

「何だ？　金ならあるんだぞ。これまでひたすら貯金してきたんだ。先生の持ってる分なんか比べものにならないくらい持っているんだ。だから、金が払えないから退院したいと言っているんだなどと、勘違いしてもらっては困るんだよ！」

「いえ、別にそんなことはこれっぽっちも思っていませんが」

「あ〜あ、なんでこんな病院に来ちゃったのかね。K大病院に帰りたいわ。あそこは日本で最高の病院だからな！」

退職した内科部長も以前に何度か彼を再度診てもらえないか、そうK大病院に頼んではいた。しかし当然大学病院が、治療を拒否して退院した患者、しかも今後も治療を希望していない患者を受け入れるはずもない。K大病院は彼をもう入院させてくれなかった。

「そうは言っても、秀二さんを入院させるのは無理だって、K大の先生が言っているわけですし……」

「そんなはずはない！　あそこは僕の母校の病院だ。僕はK大卒業だぞ？　そのOBを受け入れないはずがないだろう。天下のK大だぞ⁉」

私は頭がくらくらしてきた。

「わかりました。でも仕方がないじゃないですか。じっくりここで療養しましょうよ」

こんなやり取りが毎日続いた。私は部屋に行くのが正直かなりの負担になっていた。

看護師への八つ当たり的いじめも相変わらずであり、私は看護師からもプレッシャーを受けた。

「先生、いつまで入院なんですか？　大変なんですよ」

「いや、そうは言っても退院はできないし、そもそも彼を引き取ってくれる病院があるのかな？　往診医で彼を引き受けてくれる人はいるのかな？」

「……」

ただでさえ進行がんを診たがらない病院や開業医も少なくない。しかもこの性格である。どこかへ行っても、どうせ数日で喧嘩をして帰って来てしまうだろう。

それと……ある時ふと思ったことがあった。

もし本当に家に帰りたいのだったら、この頑固な老元教授は確実に、這《は》ってでも病院を退院していくだろう。けれども何とか歩けるのにもかかわらず、彼は病院を抜け出したりはしない。長い年月孤独に生活していた彼は、表現の方法を知らないだけで、実はいろいろな人間と接する生活を無意識では少しは喜んでいるのではないかとも思ったのだ。

「あっ、先生が来たか」

毎日通うことで、彼は私を先生と認識してくれたようだった。けれどもいつも通り用心深く上から下まで、私を睨《ね》め回す。

「騙《だま》されないぞ」

「へ？　何を騙すんですか？」

「僕が病気なんだと嘘《うそ》をついて、ここに入院させ続けていることだ」

「でも……体力は落ちているでしょう？」

私は最初に会った頃と比べると、だいぶ細くなった彼の左手を見つめた。

「そんなことはない」

「なんで秀二さんは治療を受けなかったんですか？」

「それは医者の言うことが信じられないからだ」

「はあ、そうなんですか」

「そうだ。だから僕は病気じゃないんだ」

またいつもの流れになるところを、私は別の話題に変えた。

「ところで秀二さんは、秋田の出身なんですね」

「何？　お前、じゃない、先生は調べたのか？」

「いや、だってカルテに書いてありますから」

「そうか。でもずっと帰ってないぞ。僕はK大を出てからもずっとK大にいたからな」

　教授として他大学に赴任するまで、彼はK大のアカデミズム一筋であった。

「じゃあずっと京都ですか？」

「そうだよ。ずっと同じ所に住んでいるんで、うちは本だらけだ。お金も家で保管しているから、うちは財産だらけだ」

「そうなんですね」

「なんだ？　先生は入れないからな」

　私はおかしくて笑った。

「入りませんから、大丈夫ですよ」

「そうだ。そんなわけで、ずっと京都で、秋田には帰ってない」

　私は彼に兄妹がいることを思い出した。

「それじゃあご家族とはどうしているんですか？」

　彼はごろっと壁の方を向いて、私から視線を逸《そ》らした。

「知らない」

「心配してるんじゃないですか？」

「知らん。寝る」

後は何を聞いても答えなかった。

秋田から駆け付けた怖いお兄さん

さすがに大腸がんも徐々に進行の様相を呈してきた。体力はめっきり衰え、歩くのが難儀になり、お腹も腹水がたまって膨れてくるようになった。

治療の話は、それでも彼はひたすらに拒否した。これまでも、複数の医師が様々な治療を提案していた。けれども彼は一切の提案に乗ることはなかった。

そして、

「僕は病気ではない。けれど何なんだ、この腹は？　先生が何かしてるんじゃないのか？」

そう疑わしそうな目で私を見るのだった。

「いや、だから大腸の病気がですね……」

「病気じゃない！」

それから二週間が過ぎた頃、彼は体力低下から嚥下《えんげ》も困難となり、誤嚥性《ごえんせい》肺炎を起こした。一気に肺の状態は悪くなり、危険な状態となった。幸いにして彼の苦痛はそれほどでもなく、悪い状態なのにもかかわらず相変わらずの毒舌はほとんど減らなかったが、困ったのは家族への対応であった。

彼は「家族に連絡なんてしなくていい。というか、連絡するな」といつも言っていた。だから、おそらく秋田のご兄妹は、彼の病気のことを知らないであろう。全く身寄りがないのだったら仕方ないが、けれども、曲がりなりにも彼には家族がいる。

皆で話し合って、結局秋田のお兄さんに連絡をしてみることにした。

彼の兄といえば、おそらく八十代であろう。もし万が一、彼が亡《な》くなったときに、遺骨や遺品を引き取るなど、そのような諸手続きも含めてお願いしたいとの連絡であって、それ以上を期待して電話したのではなかった。

「もしもし」

「はじめまして。こちらは京都にありますB病院です」

私はこれまでの経緯を説明した。

「わかりました。行きます」

電話の向こうで話を聞いていたお兄さんはそれだけ言うと、電話は唐突にガチャリと切れた。

行きますと言っても、秋田である。すぐに来られるはずがない。しかも電話の中で、お兄さんは足が不自由だと言っていた。きっと誰か代理の人を寄越すのだろうと、誰もがそう受け取っていた。

電話をしたのは、夕方だった。すると翌日の午前、看護師が当直明けの私を呼びに来た。

「あれ、どうしたの？」

彼女は肩で息をして言った。

「先生！　秀二さんのお兄さんと奥さんが来てます！」

「あっそう……。え⁉」

私は病棟に向かった。秀二さんの部屋に入ると、ベッドに横たわっている秀二さんの前に高齢の男性が立ち、傍らに高齢の女性が座っていた。二人ともしっかり杖《つえ》を携えている。

「先生、はじめまして。秀二の兄です」

高齢の男性が深々とお辞儀をした。

「あっ、いや、こちらこそはじめまして、大津と申します」

呼んだのは昨夕なのに、午前にはもうこちらにいるお兄さんの行動力には驚かされた。

それにしても……と私はちらりと秀二さんのほうを見た。

「僕の承諾を得ずに兄貴を呼んだな⁉」

などとまたお叱《しか》りを受けるかと思った。

――あれ？

いつもと様子が違う。態度が大きいいつもの秀二さんが、心なしか少し小さくなっているようだ。

「おい、秀二。私は先生の説明を聞いてくるから、ちょっと行ってくるぞ。ちゃんと寝てるんだ！　いいな？」

秀二さんは今までに見たことがないような素直さで、うんうんと頷《うなず》いた。私は兄夫婦に説明することにし、別の部屋に二人を呼んだが、二人は廊下を杖をつきながらゆっくりゆっくり歩くので、時間がかかった。

――これで秋田から⁉

正直私は驚きもし、感動もした。長年連絡が途絶えている親族に、患者が危篤《きとく》であることを告げるとき、しばしば聞かれるのは次のような言葉である。

「あの人はもううちとは関係ありませんから」

「遺骨だけ送って下さい。骨にするのはそっちでやって下さい」

そのようなことは、残念ながら実にありふれたことである。

仕方がないだろう。長年疎遠《そえん》で今更連絡が来ても……という連絡を受けた方の気持ちは当然だと思う。けれど、彼らは歩くのがこんなに大変な状態で、はるばる秋田から京都へ、しかもすぐにやって来た。

お兄さんは「行きます」と言った後、すぐに家を出たのだろう。驚異的な速さだった。

二人はゆっくりと面談室に入って来た。

「このたびは秀二がご迷惑をかけ、大変申し訳ありませんでした」

深々とお辞儀をする。私は戸惑った。

「いえいえ、そんなことは」

「秀二は昔からわがままな奴《やつ》ですから、先生方にもたくさんご迷惑をかけていると思います。どうか兄の私に免じて、許してやって下さい！」

年齢に似つかわしくない太い声と勢いに私は気圧《けお》された。

「いえ、まあ……、そんなに迷惑をかけてはいないと思いますよ。ね？」

と隣にいる看護師に同意を求めると、普段さんざん秀二さんに悪態をつかれている彼女も目を泳がせながら言った。

「ええ！　そうですよ。全く、ええ、そんなことないです」

あまりにもお兄さんが謙虚なので、私たちは秀二さんがユニーク極まりないキャラクターであることを説明する機会を失った。もっとも言われなくても、お兄さんはよく弟の性格を知っていたのだ。次いで、隣で穏やかな顔つきをした兄嫁さんも、ゆっくりとした所作で頭を下げた。

「まあ、どうぞお座りになって下さい」

私はもう一度、電話で話したことをさらに詳しくして、経過を説明した。二人は、真剣な表情で私の話に耳を傾けていた。

「先生……」

全《すべ》ての話が終わったとき、お兄さんは意を決したかのように切り出した。

「秀二を救ってやって下さい。お願いします！」

「もちろんです。できるだけのことはしていきたいと思っています。しかし……」

「しかし？」

「その、秀二さんは、なかなか私が行おうとしている治療に承諾して下さらないのです。私が言う治療をしてみれば、もう少し楽になるかなとも思うのですが……。どうも私の力不足もあると思うんですが、納得して下さらないんですよ」

「なんと！　そんなことがあるんですか？　秀二に今すぐ言って聞かせます！」

お兄さんが腰を浮かしかけるのを慌《あわ》てて制し、私は言った。

「ちょっと待って下さい。ただしかし、最近は秀二さんがおっしゃっていることもわかるような気がします。本人の好きなようにさせてあげるのも大事なことなのかもな、と」

「むーん」

腕を組んだお兄さんは、額にしわを寄せて考え込んだ。

「けれど、一度お兄さんからもっと私の言うことに耳を傾けてくれるように、そうおっしゃって下さると助かることは助かります。なかなかどうして、秀二さんも一本気な方ですから」

「なるほど……わかりました。先生、秀二にはちゃんと言って聞かせますから、どうか秀二のこと、よろしくお願いします！」

お兄さんはそう言って深々と頭を下げた。隣で静かに聞いていた兄嫁さんも続いて頭を下げた。

——家族思いのお兄さんだなあ。

私は素直に感嘆した。

なにせもう数十年ぶりの再会なのである。その間、秀二さんはほとんど音信不通に等しい生活を送っていた。ある意味勝手気ままな秀二さんを、離れていてもこんなに一生懸命思っている家族に、私は強い絆《きずな》の存在を見た。

お兄さんは部屋を出ると、足取りはゆっくり、けれど気持ちは一目散に彼の部屋へと向かった。部屋に入るなり一喝。

「おいこら、秀二！」

秀二さんが飛び起きる。あれ、体を動かせないと言っていたのではなかったか……？

「なんだよ、兄貴」

「なんだよじゃないっ！　お前は先生が言うことを聞いているんだろうな⁉」

「聞いているよ」

「嘘はいけないぞっ！　ちゃんと先生の言うことを聞いて、療養するんだっ！　わかったか⁉」

「わかったよ」

「返事は⁉」

「はい」

八十代の兄に叱られた七十代後半の秀二さんは、まるで怒られた少年のように、あるいは首根っこをつかまえられたかのように、萎縮《いしゅく》し兄の言葉に素直に従うのだった。私はおかしくて笑った。

「先生！　もとはと言えば先生が兄貴なんか呼ぶから……」

ぶつぶつ言う秀二さんを、お兄さんがギロリと睨《にら》む。

「なんだ秀二、その言い草は……」

「……なんだよ」

いつもの威勢の良い秀二さんはどこへやら、だった。

けれども私は驚いてもいた。秀二さんは全身の衰弱も進み、かなり危険な状態だと思っていた。日中も寝ていることが多くなり、お兄さんに電話をかけた日は呼吸状態も悪くなり、いよいよという感じだった。

……それが明らかに元気が良い。

まるでお兄さんに喝を入れられて復活したかのような気がした。そして実際、その日を境として秀二さんの病状は再び小康状態へと移行したのである。

その様子を見届けながら、お兄さんと兄嫁さんは数日間京都に滞在し、また秋田へ帰って行った。

「秀二、いいか？　くれぐれも先生の言うことを聞くんだからな⁉　わがままして先生や看護師さんを困らせるんじゃないぞ！」

「わかったよ、いや、……はい」

お兄さんは八十代とは思えない気迫のこもった声と目差《まなざ》しで秀二さんを激励すると、

「先生、秀二をどうか一つ、よろしくお願いいたします。もし万が一、秀二に何かありましたら、すぐに飛んできます。ですから、問題があったらすぐに私に電話して下さい」

お兄さんはそう言って去っていった。お兄さんの後ろ姿を見て、ほっと安堵《あんど》のため息を漏らす秀二さんの姿がおかしかった。

予想通りというか、残念ながら、お兄さんと秀二さんの約束は数日しか持たなかった。

「はあ？　聞こえない。僕はそんなことなんかしないよ！」

あいも変わらず、私が勧める治療を彼は拒否した。それでも、少しだけ彼と私の距離は近付いて来ている気がした。

「ったく、先生は兄貴を呼び寄せるなんて、とんでもないな。勘弁してくれよ」

「ははは、立派なお兄さんでしたね」

横目でちらりと私を見て、彼は続ける。

「まったく他人事《ひとごと》のように言いやがる。いいかい、先生、兄貴がどんなに怖いかわかっているんかい？」

思い出して縮こまっている秀二さんを見て、私は笑いをこらえきれなかった。

「そんなに怖いんですか？」

「当たり前だろう⁉　兄貴はな、家長なんだぞ。田舎の大家族の惣領《そうりょう》だ。逆らえるはずなんてないじゃないか。おお、怖い怖い」

「そうですか？　早速逆らってるじゃないですか？」

「勘弁してくれよ。もう先生、呼ばないでくれよな、兄貴を」

けれど、私は、言葉と裏腹な感情が彼の心の奥底に潜んでいるのを見逃さなかった。

「秀二さん、でもお兄さんがいらしてから、だいぶ元気になりましたよねえ……また呼ぼうかな〜」

「ちょ、ちょっと！」

慌てふためく秀二さんを尻目《しりめ》に、私は部屋を出た。たくさんのスタッフにいじわるをする偏屈者だと思っていたのが、結構かわいらしいところもあるのだなと思って、私は親近感を持った。

普段あんなに威張っているのに、お兄さんの前だと借りて来た猫のようになるのもおかしかった。そして何より、余命数日のように見えた秀二さんが、再び元気を取り戻したことにも私は驚いた。これこそ兄貴パワーだなと、私は痛感した。

最期《さいご》の時を前に語り合った兄弟

しかし、さすがに一か月が経《た》ち、二か月が経つ頃になると、再び衰弱も進行してきた。

「なんだ、先生か」

そう言ったまま、私に背を向け、スースーと寝てしまう。

「具合はどうですか？」

「具合？　変わらない」

ちょっと前だったら、

「先生の頭の具合が悪いんじゃないですか」

などと言っていたところだ。彼のいじわるが減ったことに、私は彼の衰弱を感じないではいられなかった。

病は急速に悪化の一途をたどった。いつの間にか体は一回りも二回りも小さくなったように見え、頰はこけ、ベッドの上でぐったりとしていることが多くなった。ある日の夕方、少しずつ血圧が下がり始め、私はいよいよ彼の死期が迫っていると確信した。そう言えば……、私はお兄さんに電話をするかどうか迷った。

実はあのお兄さんも兄嫁さんも、足が不自由なばかりではなく、心臓や他の臓器に様々な問題を抱えており、「いつ爆弾が炸裂《さくれつ》してもおかしくない」状態であったらしい。一度秀二さんの甥《おい》（病没した秀二さんのもう一人の兄の息子）が来て、秀二さんが亡《な》くなったときの準備の一切をしていったとき、その彼が教えてくれたのである。

「もう私たちの一族では生きている中では最高齢の人たちなんで、本当は私たちも無理はしてほしくないとそう思っているんです。けれどどこないだも、電話を聞くや否《いな》や、二人でさっさと荷物をまとめて、寒い夜だったんですが、一目散に電車に飛び乗って京都に行っちゃったんですよ」

止める間もなかったらしい。兄の弟を思う気持ちに私は感動すると同時に、秀二さんが昔から手がかかる人だからこそ余計にかわいいという気持ちになるのかもなといじわるな感想を持った。

けれども、数十年会っていない家族に会いに、即行動、しかもそれをするのが足が不自由で心臓が悪い八十代のご夫婦である。この熱意に私は感嘆せざるを得なかった。やはりすごい「兄貴」であり、すごい家族である、とそう思った。

「なるべく伯父には負担をかけたくないんですよ」

甥はそう言っていた。なので私は一瞬迷った。けれども、

「もし万が一、秀二に何かありましたら、すぐに飛んできます。ですから、問題があったらすぐに私に電話して下さい」

というお兄さんの力強い言葉が頭の中で響いた。やはり……お兄さんはきっと「そのとき」に立ち会いたいに違いない。

私はプッシュボタンに手をのばしていた。話は極めて早かった。

「もしもし、京都のB病院の大津です」

私が言うと、お兄さんは電話口の向こうで咳《せ》きこみながら言った。

「おお、先生ですか？　ゴホッ、秀二に何かありましたか？」

「大丈夫ですか？」

「大丈夫です。秀二は？」

「今度は……厳しいと思います。おそらく数日以内ではないかと」

「先生……わかりました。行きます」

それだけで、またガチャリと電話は切れた。

電話をかけたのは午後八時くらいだった。その夜も当直だった私は、翌朝まだまどろみの中にいた。ゆっくりと体を動かし、白衣を身にまとおうとするとき、病院のＰＨＳが鳴った。

——何だろう。

「もしもし？」

「先生、二階病棟です。お兄さんが来てます」

「へ？　もう⁉」

彼らは西村京太郎氏の作品ばりの電車乗り継ぎで、再び秋田からやって来た。それにしても、廊下を歩いているときは、とてもゆっくりである。移動はかなり障害がある。それなのに、こんなに早くやって来られるとは……私は再び驚きを禁じ得なかった。

第一声。

「秀二は、秀二はどこですか？　先生」

私たちは彼らを秀二さんの部屋に案内した。秀二さんは最近ほとんど目を開けることがなかった。呼びかけても、何の返答もないときが大半だった。

「おい、秀二！　大丈夫か？　秀二！」

それを聞いた秀二さんは、何と首を縦にうんうんと振った。看護師が声をかける。

「秀二さん、聞こえるの？　聞こえるなら、お兄さんに答えてあげて」

秀二さんは、何と、ゆっくりと目を開いた。

「そんなに……大声を出さなくても、聞こえてる」

「なんだ秀二！　おどかすな。しょうがないやつだ」

すると秀二さんの瞳《ひとみ》から、一筋の涙がツーッと流れた。

「兄貴……」

「お前、冗談もいいかげんにしろ。兄ちゃんはな、秋田から飛んできたんだぞ!?　わかるのか？」

声が震えている。お兄さんも涙をこらえているようだった。

血圧は下がり、尿も出なくなり、呼吸不全も進行し、秀二さんの余命はあと僅《わず》かと言えた。にもかかわらず、お兄さんの呼びかけに彼は時折答えながら、時間は刻々と過ぎていった。

夕方を過ぎ、夜になると、むしろ秀二さんはあれこれと話をするようになった。朝は我々の問いかけにも答えられないくらいだったのが、またもや一時持ち直したのである。

後悔のない最期のための言葉「ありがとう」

私は夜半、ナースステーションに秀二さんの様子を聞きにいった。看護師がこう報告した。

「まだお兄さんと話しているようですよ」

私はこれだけ余命が迫っている患者が、まだ普通に話をしていることに驚いた。言うまでもなく、死が迫っているにもかかわらず、きちんと話ができる人はごく僅かである。ドラマのように最期の瞬間まで話ができるのは、幻想なのである。けれども、ごく稀《まれ》に、そういう時間が見えない力によって提供されることがある。秀二さんとお兄さんには、じっくり語り合う時間が用意されたのだ。

「それでどういう話をしてるんだい？」

看護師の話はこうだった。

「そういえば、兄貴……聞こえるかい？」

「何でも聞こえてる」

「昔、兄貴京都に来たよな。いつ頃か……覚えてるか？」

「ああ、そうだったな。それは万博のときだろ。昭和……四十五年だ」

「兄貴……楽しかったな」

「そうだな」

言葉は少なくとも、全《すべ》てをわかり合った雰囲気であったらしい。

ベッドに横たわる秀二さんと、傍らの椅子《いす》に座るお兄さんは、その後もずっと朝まで静かに話をしていた。

朝、私が部屋に行くと、お兄さんがゆらっと立ち上がった。秀二さんの傍らにずっと座っていたのだ。

「先生、おはようございます」

本当は体がぼろぼろのお兄さんは、さすがに夜通し起きていたのは辛《つら》かったとみえ、私は彼を気遣ったが、はっはっはと彼は豪快に笑った。

「先生、秀二がね、最後に『ありがとう』って言ってくれましたよ」

「ありがとう……？」

「そう、この悪態ばかりの秀二が、『ありがとう』ってね」

私たちは秀二さんを見た。昨日までの険のある顔立ちは一変し、穏やかな微笑《ほほえ》みを浮かべた表情だった。

「ありがとう……」

「そう、『ありがとう』と。先生、嬉《うれ》しかったです。万博のときの話とか、昔の話とか、全部しました。満足しました。最後に秀二に、感謝までしてもらって」

静かにお兄さんは言った。

秀二さんが亡くなったのは、それから数時間後だった。

いじわるだけれども、きっと心の奥底には大きな優しさを持っていた秀二さんは、なかなか素直になることができなかった。けれども、時間と場所を超えた兄の愛に、彼は「ありがとう」という言葉を言えたのである。

死に顔は、とても安らかで、最後の仕事を終えたかのような満足げなものだった。

「ありがとう」

それは後悔のない最期のために、必要な言葉だ。

おわりに

「桜の花は後悔するのだろうか」

ふとそういうことを思った。

千鳥ケ淵《ちどりがふち》の満開の桜の下を通ったとき、はらはらと一枚の花びらが舞い散った。多くの人が散った花びらには目を止めることなく、歩いていく。

あるいは家の前の桜。ゆるい春の通り雨に、花が一輪そのままの形で散り落ちてきた。

一年咲くのを待って、やっと咲いたかと思うと、風のまにまに桜は散ってしまう。そこに後悔はないだろうか。花が華である満開のときは、ほぼ散るのと同義でもある。そのような生に悔いはないのだろうか。

ある夜、家の前の桜は散華《さんげ》の刻《とき》を迎えていた。残る花びらもふとした瞬間に、先に散った花びらの後を追い、ひらひらと空間を漂い地べたの友となる。玄関へと続く石畳は、敷き詰めるかのようなピンクの花びらで覆《おお》われていた。そのさまを見ながら、しばし考えた。桜の花は何を思うのだろうか、と。

けれども、そこに不思議と後悔の念は感じられない。短き人の生と比較してもなお、瞬《また》きの間のような命であるけれども、なぜか悲しみは感じないのである。

なぜか。

それは精一杯、生きたからであろう。長短など関係なく、満開に咲くというその務めを全うしたからだろう。

翻《ひるがえ》って、人間はどうであろうか。

人間も生きていくことすら大変な時代もあった。古人は桜に、まさに人間を重ねてみたに違いない。先発の桜花と後続の桜花、その散りどきにさしたる違いはないのと同様に、人の命も「遅れることなく、私も往《い》くぞ」というようなものであったろう。

医療は人から死を遠くに引き剝《は》がしたが、自然はいつでも生命の真実を指し示している。生きとし生けるものはいつか必ず滅びるが、できうる範囲で精一杯良く生きようとした生命に後悔はない、それが真理である。

おそらく人間よりははるかに後悔が少ないであろう桜。それをじっと見つめながら、私は誰もが後悔の少ない人生を歩むことを祈った。

この本では、私が遭遇してきた「後悔」のうち代表的なものを二十五挙げた。深い共感をもって読んでいただけたものもあれば、私はそうは思わない、そんな項目もあったろう。

それが普通だと思う。実際に、人によって死を前に後悔する内容はまったくもって異なっているから、感想は違って当然なのだ。けれども、その後悔の内容には類似性があることに私は気が付いて、この本を書いた。

残念ながら、死を前に後悔が一つもない人はいないだろう。人は完璧《かんぺき》な存在ではないがゆえに、結局どんなに一生懸命準備をしたとしても、後悔がない最期《さいご》など迎えようがないのかもしれない。

けれども、「後悔がないように」と普段から考え、ここまで列挙してきたことに一生懸命励んだらどうだろうか。おそらくそうでない場合と比べて、まったく違う人生が、まったく違う道が眼前に広がるのではないだろうか。

死期が迫るとき、人は必ず自分が歩んで来た道を振り返る。その道こそが、己の財産そのものであり、その道が納得のいく道であれば、微笑《ほほえ》みをもって見納め、その先に足を踏み出すことができるだろう。

体の苦痛は進歩した医療で取り除くこともできる。けれども、終末期はそれまでの人生の集大成である。やり残した宿題を、人生という先生は決して見逃さない。その最終課題の前に、多くの人は苦難を強いられた。やり遂げた人もいれば、最後まで課題を解決できず、辛《つら》い最期を迎えた人もいた。私は後者も救いたい。しかしそれには私の力だけでは、どだい無理なのである。

何より各々《おのおの》の人生の所有者である皆さんが、後悔が少ないような人生にしようとひたすらに歩むことがなければ、私は全《すべ》ての魂を救うことはできない。もちろん神ではない私は、全ての人を救うことができないのを知っている。けれども、そのようになって欲しいと心から願っている。

人間は、皆が笑ったり泣いたり怒ったり、そんな平凡な日々を繰り返して、限られた時間を生きる。

誰もが同じ定めを背負っている。そして、苦しいのはあなた一人ではない。誰もが似たような悩みを持ち、幾許《いくばく》かの後悔を抱えながら、それを乗り越えてこの世での生涯を全うする。

最後に私も、今は亡《な》き大好きだった患者さんたちに、何が患者さんにとって最良なのかをとことん一緒に悩んだご家族の方たちに、そしてこの本を読んでくださった皆さんに、感謝を込めてこの言葉を送りたい。
「ありがとう」

平成二十一年五月

大津秀一

文庫版あとがき

死ぬときに後悔すること26

大津秀一

この本の単行本版である『死ぬときに後悔すること25』は二〇〇九年に致知出版社から発表されるや、すぐに多くの方から注目を頂くこととなった。新聞、雑誌、ラジオ、テレビなどに連日取材を受け、感想の手紙は毎日のように届いた。結果として単行本は25万部を数え、また複数の言語に翻訳されて海外で発売され、日本を上回るベストセラーになった国もある。私の予想をはるかに超えることだった。

お会いする方からは「私はこれとこれが後悔すると思うけれども、他はない」とご自身が後悔するだろう25分《ぶん》のいくつかの項目をお伝え頂いたり、インターネット上でも自分にどの項目が当てはまるのかチェックされたりしている方もいた。丁寧に○×

を項目一覧の脇《わき》に付けてらっしゃる方もいた。様々な機会に引用され、オンライン・オフラインの別を超えて25項目が広まった。

既に著者の手を離れ、皆さんそれぞれの元に25項目のリストがあると感じている。ひとつも当てはまらない、つまり自分は死ぬときに後悔しないだろうという方もいた。25では足りない、100くらいありそうだ（！）、という方もいた。私はそれらの言葉を聴いて、この本を出して本当に良かったと感じた。

皆さん一人ひとりが、「まさに自分にとって」後悔することは何か、それを考えることが、良き死に近くなることはもちろん、何より「良き人生」のために役立ってくれるのではないかと思っていたからだ。自分のこれまでの歩みを、25項目のリストを手にして点検することで、今何が足りないのか、これからどうすれば自分は満たされるのか、それを考えるきっかけになれば、「死ぬときに後悔しないこと」がきっと近くなるだろう。

お気づきの方もいらっしゃると思うが、この本は『死ぬときに後悔すること25』であり、「死ぬときに後悔〝しないための〟25」ではない。皆さんは親切なので、まるで本書を補完するかのように二〇〇九年以後も後悔本ラッシュが続き、「後悔しない生き方」やら「後悔しないリスト」（多くが25より大きい数字付き）、はては仕事や転職、結婚、30代、40代、3年後、10年後……等々を後悔しない方法を記した多くの書籍が著されることになった。「後悔しない方法」を伝え、皆さんが良い人生を過ごせるようにたくさんの著者が考えた。

私も街を歩いている時に、「あっ！　後悔しない先生だ」と言われたことがある。あるいは「後悔しない生き方25の先生です」と紹介されたこともある。そう、多くの方が「後悔しない方法」を知りたいのだ。だからこそ、二〇〇九年以降、これだけの後悔本が生まれることになった。

これは良いことでもある。

人の寿命は、かつてに比べれば大きく延びた。長くなれば長くなるにつれ、長さ自体のことより、どう生きるのが満たされるのか、という「質」を人は考えるようになった。生活が脅《おびや》かされ、あるいは社会基盤や公衆衛生が未発達の状況では、質を考えるどころではないだろう。生きることで精いっぱいだ。そんな時代、そんな社会では、できるだけ長く、それが悲願だった。

しかしそうやってしゃにむに頑張って来て、気がついた。あるいは身近な人の、時に濃厚な医療のもとに亡《な》くなってゆく姿をみて考えた。「死ぬときにこれで良いのか」、あるいは「私の生は、これで良いのか」

良い人生の終わり、良い人生、それを求める動きが生まれて来たのだ。そして思った。「後悔したくない」と。人生の長さ重視から、「質」に視点が移り始めたため、後悔というキーワードが注目されるようになった。

そう、私たちはかけがえのない、今ここにある「この命」を大切にしたいのだ。この命を使って、満たされた生を歩みたいのだ。そして時が来たら、後悔なく旅立ちたいのだ。大切な人、愛する人に囲まれながら、彼らに礼を言って、穏やかな顔で最期《さいご》の時を過ごしたいのだ。

こうして様々な「後悔しない」方法が、提案されるようになった。

けれども改めて皆さんにお伝えしたい。本書は「死ぬときに後悔すること25」であり、「死ぬときに後悔〝しないための〟25」ではない。

「はじめに」で述べたように、誰が何に後悔するかは人によって細部は異なる。そしてまた量も質も異なっている。『死ぬときに後悔すること25』はこれまで私たちより先に〝その時〟を迎えた先輩たちから、人は何に後悔するのかを学ばせて頂く本であった。つまり一つの参考書みたいなものと言える。

けれども参考書を使って、実際に問題を解くのは皆さん一人ひとりである。参考書はあくまで参考に過ぎない。それを使って、実践で活《い》かすからこそ、参考書の意味がある。私は「こうすれば絶対に後悔しない」とは言わない。一番大切なメッセージは、皆さんにとって「死ぬときに後悔することはなんでしょうか？」それを自らに問い、それに応《こた》えようとする心の声にしっかりと耳を傾け、真剣に考えて頂きたい、ということである。

せっかく「文庫版あとがき」を書かせて頂いたのだ、二つの情報を付け加えよう。

一つ。多くの方が、「まさか自分がこうなるとは」と仰《おっしゃ》っていた。人はいつ死ぬかわからない。ただ多くの場合、気持ちとしては突然に、人生の苦難や大病、終末期、そして死は訪れる。

私たちが、今この年齢まで生きて来られたのは幸運に過ぎない。実際に医者たる私は、20代、10代、あるいはそれに満たない年齢で重い病気を抱え、残念ながらこの世を去っていった方たちを数多く知っている。私たちがそれらの歳月を大過なく、無意識に、乗り越えて来たのは、単なる幸運に過ぎないし、これからもそうなのである。とはいえ、確かに平均寿命は長くなった。だから毎日毎日死を考えるのは行き過ぎだろう。夏川りみさんの歌（歌詞は宮沢和史さん）『愛《かな》よ愛《かな》よ』に「重い荷物一人でしょって　息を切らせば先を越される　急いで行けば短い命　のんびり行けば長い道のり」という歌詞がある。そう、急いで行けば短い命、のんびり行けば長い道のり、なのだ。だから、私たちは生き急いではならない。気持ちの余裕をもって進まねば、道のりにある大切なものを見落としてしまうかもしれない。せき過ぎてはいけないのだ。

一方で、多くの方にとって〝その時〟が青天の霹靂《へきれき》であり得ることを考えれば、「今」やり残したら後悔すること、をしっかりと行ってゆくということが大切だろう。「今」やり残した（あるいはやり残している）ことをやり続ければ、いずれ本当に〝その時〟が来たとしてもきっと後悔は少ないであろうから。

もう一つ。ここで皆さんに質問をしたい。

死ぬときに後悔すること「26」番目、いったいなんでしょうか？

答え。「家族」のことである。

致知出版社のアンケート結果である。「死ぬときに後悔すること26〜」としてホームページに紹介されているが、少しだけ紹介しよう。

「家族を大切にしてこなかったこと」（56歳　男性）
「子供と過ごす時間を十分にとれなかったこと」（34歳　女性）
「子供、孫に何も残してやれないこと」（62歳　女性）
「死んだ父を許してあげなかったこと」（49歳　男性）
「両親より先に旅立つこと」（34歳　男性）
「親の愛情に気づけなかったこと」（37歳　男性）

死ぬときが迫れば、私たちの力は衰え、容貌《ようぼう》も変化する。するとと友人にも会いにくくなる。自らの姿を見せるのを厭《いと》うのだ。それは友への気遣いも含まれるのかもしれない。

多くの場合、家族と医療者のもと、皆さんは旅立つことになるだろう。終末期に、私たちは家族と密なる時間を過ごすことになる。

その時、家族への思いと、それが果たされなかったことへの悔いが出て来る。

「もっと……子どもと一緒に生きたかった」

そう涙された30代の女性がいた。

「なぜ、僕たちはいがみ合って来たのか。こうやって終わると知っていたなら」

悲しい顔でつぶやいた50代の男性がいた。

私たちは、日常がかけがえのないものであることを、言葉として知っていても実感できない。これは人間の変わらぬ性質であろう。これからも変わらないだろう。それでもあえて言う。どんな日常も、いつか必ず終わる。そしてそう考えれば、この普通の日常がどれだけ幸せなのか、その一端に気がつくことはできるだろう。

ある40代の男性は笑顔で、ひとしずくの涙を落とした。

「先生、日常って……こんなに輝いていたんですね。もう……戻れないんだなあ……」

彼は窓の外の青空をじっと見た。彼にはもう戻れない日常がそこにあったのだ。

私たちはこの声を真摯《しんし》に受け止めなければいけない。

健康者が、強者が、なかなか気がつけない、普通に平凡な毎日を暮らしているということのかけがえのなさ、素晴らしさ、どうかそれを感じて、その毎日の中にともにいる人たちを大切にしてほしいと願う。

世の中はきれいごとではない。そうは言っても難しい、そんな場合もあるだろう。近しいからこそなかなか感謝できず、あるいは傷つけあうこともある。その果てに、深い憎しみにかられることもあるかもしれない。

けれども、どんな家族も必ず終わる。だからどうか、怒りや憎しみは捨てて、心穏やかに過ごして頂ければと思う。そして仲の良い家族同士であっても、「ありがとう」という言葉を大切にし、感謝を伝えあう関係であってほしいと願う。

『親が死ぬまでにしたい55のこと』によると、別居している60歳を迎えた親と過ごす時間はあと平均55日なのだという。たった55日。

あっという間に年月は流れ、親も老いる。もちろん親は子が元気であることを一番願っているというアンケート結果もあるが、2ヶ月ない残りの一緒の時間を大切にしてほしいと思う。

「死ぬときに後悔すること26」それは家族との未解決の問題となる。あるいは家族にまつわるものとなる。だからこそ、これも今から、心がけていってもらいたい。

最後に。私たちは全世界として、これから高齢化の世界に生きてゆく。そしてまた価値観は多様化し、こうすれば絶対幸せ、という道は薄らいだ。人生80年＋αの時代を、自分は「どう生きるのか」そして「どうすれば満たされ、どうすれば後悔が少ないのか」私たちはこの問題と向き合って、未来を生きてゆくことになるだろう。

死ぬときに後悔すること。今皆さんが余命半年として、しないと後悔することは何ですか？　ぜひ、行っていってください、一つずつ、着実に。

全《すべ》ての皆さんが、後悔の少ない、そして良き人生を送り、閉じられることを願い、筆を置こうと思います。皆さんの健闘を、筆者も、25項目のリストも、心から祈っています。

（平成二十五年七月）

この作品は平成二十一年五月致知出版社より刊行された単行本を再編集し、加筆訂正を加えたものである。

死《し》ぬときに後《こう》悔《かい》すること25

新潮文庫 お-85-1

平成二十五年十月一日発行
令和六年九月三十日九刷

著者 大《おお》津《つ》秀《しゅう》一《いち》
発行者 佐藤隆信
発行所 株式会社 新潮社
郵便番号 一六二—八七一一
東京都新宿区矢来町七一
電話 編集部(〇三)三二六六—五四四〇
読者係(〇三)三二六六—五一一一
https://www.shinchosha.co.jp

価格はカバーに表示してあります。

乱丁・落丁本は、ご面倒ですが小社読者係宛ご送付ください。送料小社負担にてお取替えいたします。

印刷・株式会社三秀舎 製本・株式会社植木製本所

ISBN978-4-10-127761-5 C0195